통증탈출
혼자서 하는
도수치료 홈 클리닉

통증탈출

혼자서 하는
도수치료 홈 클리닉

고태욱 지음

물리치료사로서 아직 연차가 적었던 시절, 내 고민은 늘 '어떻게 하면 환자의 통증을 줄여줄 수 있을까?' 하는 데 닿아 있었다. 시간이 조금 흘렀다. 그리고 고민도 바뀌었다.

"어떻게 하면 그들이 통증에서 벗어나 좀 더 건강한 삶을 살 수 있도록 도와줄 수 있을까?"

내가 통증에서 벗어나 건강을 되찾는 데 도움을 주기 위한 공부를 멈추지 않았던 이유다. 그중에서도 내가 관심을 기울여 공부하고 연구했던 분야는 도수치료, 신경계 재활, 재활운동, 수중치료 및 운동 등이었다. 나 자신이 원래 운동을 좋아해 검도, 킥복싱, 클라이밍, 수영, 축구, 사이클 등을 하면서 몸을 단련했고 인체가 움직이는 메커니즘을 직접 몸으로 느껴보기도 했다.

지금까지 나는 병원에서 일하는 동안에는 급성 및 만성통증을 가진 사람들, 신경계 질환 환자, 성인 및 소아측만증 환자, 운동선수, 안면교정, 성장치료, O자형 다리 및 X자형 다리를 가진 사람들의 치료에 도움을 주는 것으로 커리어를 쌓아왔다. 그리고 나름대로 오랜 시간 동안 공부하고 연구하면서 체득한 지식을 바탕으로 환자들을 치료하는 동안 많은 것을 느끼곤 했지만 그중에서도 확실한 한 가지가 있다. 그것은 바로 치료의 주체는 내가 아니라 환자 자신이라는 것이다.

치료를 받기 위해 병원을 찾은 환자가 일주일에 3번을 내원해 1시간씩 치료받는다면 일주일에 단 3시간만 치료를 받는 것과 마찬가지다. 일주일 168시간 중에 2%, 3.3시간도 안 되는 시간이다.

사실 이 정도 시간을 투자해 몸을 바꾼다는 것은 거의 불가능한 일이다. 물론 그나마 치료를 받음으로써 통증을 줄이거나 없앨 수는 있다. 하지만 그것은 진정한 치료가 아니라 통증이라는 증상을 완화하는 데 그친다. 통증이 없어졌다고 해서 원래의 생활 패턴으로 돌아가면 시간이 조금 지나 다시 재발하거나 전보다 더 심해질 것이다.

통증을 치료하는 핵심은 우리 몸의 조직과 정렬을 정상적인 상태로 만든 다음 바른 자세와 움직임을 갖게 만드는 행위 그 자체가 치료의 핵심이라고 할 수 있다. 따라서 통증을 치료하기 위해서는 우리 몸에 대한 올바른 지식을 습득한 뒤, 왜 아픈지? 아플 때는 어떻게 해야 하는지? 몸의 조직을 정상화 할 수 있는 방법은 무엇인지에 대해 알아야 한다. 그런 다음 스스로 몸을 관리해야 한다.

인체는 잠을 자는 시간을 빼면 끊임없이 움직이도록 설계되었다. 먼 과거에는 식량을 구하기 위해, 즉 열매를 따거나 사냥을 위해 움직여야 했고, 그러기 위해서는 다리를 움직이는 방법밖에는 없었다. 어떤 일을 하기 위해서든 반드시 계속해서 몸을 움직일 수밖에 없었던 것이다.

하지만 현재의 인류는 과학기술뿐 아니라 항생제, 백신, 진단장비, 수술기법 등 의학 분야의 모든 영역에서도 엄청난 발전을 이루었고, 그로 인해 평균수명 또한 크게 늘어났다.

하지만 그에 따른 반작용도 나타났다. 편리함을 추구하는 생활 패턴으로 인해 몸은 자연적인 움직임을 잃어버리게 되었고, 문제점들이 노출되기 시작한 것이다. 진정한 움직임을 잃어버린 편안함은 진짜 편안함이 아니기 때문이다.

나는 여기서 진짜 편안함을 느끼며 통증에서 벗어나 건강과 행복을 누리기 위해서 어떻게 해야 하는지, 통증에서 벗어나 건강해지기 위해서는 어떤 생활 패턴을 가져야 하고 몸의 자세를 변화시켜야 하는지 실천하고 따르기 쉬운 방법들에 대해 이야기하고자 한다.

우선은 머리로 이해하는 것이 중요하다. 머리로 이해하게 되면 몸이 더 쉽게 반응하고 행동한다. 정크 푸드가 몸에 좋지 않다는 걸 알기에 되도록 피하고자 하는 것처럼 몸이 나빠진 이유를 알게 되면 가능한 그런 상황을 피하려 한다. 그런 작은 노력들이 모여서 우리의 몸에 큰 변화를 가져오게 되는 것이다.

지금의 몸 상태는 그동안 계속해왔던 특징적인 행동 패턴에 따라 움직이며 생활해온 결과물이다. 즉 몸이 아프다는 것은 그동안 유지해왔던 잘못된 생활, 자세, 움직임 패턴 때문이다. 현재 계속하고 있는 생활, 자세, 움직임 패턴에서 문제점을 보완하고 바꿔 더 튼튼하고 건강한 몸으로 만드는 것이 근본적인 치료인 것이다.

병원에서 시행하고 있는 도수치료는 환자들이 통증으로부터 빠르게 벗어날 수 있도록 돕고 특정 부위의 긴장을 이완시켜 주기 위함이며, 또한 몸의 밸런스를 맞춰주는 데도 도움을 준다. 하지만 병원 치료만 받고 실제 생활에서 잘못된 움직임 패턴을 그대로 계속한다면 일시적으로 증상을 완화시키는 데 그치게 된다. 치료를 받으면서 본인의 잘못된 자세와 움직임 패턴도 함께 바꿔야 훨씬 빨리 정상적인 상태로 돌아올 수 있을 것이다.

주식투자로 돈을 벌고 싶으면 주식에 대해 공부를 해야 하고, 멋진 몸을 만들기 위해서는 운동 방법을 배워야 한다. 모두 동의하는 일이다.

하지만 바른 자세를 통해 통증을 없애고, 건강을 유지하고 예방하는 데 꼭 필요한 인체에 대한 지식을 갖추는 데는 별다른 관심을 갖지 않는다. 왜일까? 대부분의 사람들이 건강에 엄청난 관심을 가지고 있음에도 말이다.

사실 많은 사람들은 바른 자세를 통해 신체의 불균형을 교정함으로써 통증 없는 삶을 영위하는 것 자체에 대해서는 관심이 많다. 하지만 자신이 직접 지식을 습득해 통증을 치료하는 대신 전문가의 영역으로 판단하고 아예 시도 자체를 하지 않는 경향이 있다. 의학 분야는 어렵다는 선입관에 따라 자기 스스로 접근하는 것 자체를 포기하는 것이다.

나도 전문적인 지식을 쌓기 위해 계속해서 공부를 해왔고, 오랜 시간 동안 환자들의 치료를 도우면서 더 깊게 배우고 있는 중이지만 인체에 대한 공부는 어렵다고 생각하면 어렵고, 쉽다고 생각하면 쉽다. 이 책을 읽어가는 동안 여러분은 생각보다 훨씬 쉽게 몸이 나쁘게도 변하지만 훨씬 쉽게 긍정적으로 변화시킬 수도 있다는 사실에 깜짝 놀랄 것이다.

명문대를 나온 정형외과 전문의이자 대학교수 출신의 원장님을 도와 일을 할 때, 원장님과 대화를 나누다가 의사인 그분이 실제로 물리치료 분야에 대해서는 잘 모르시는 부분이 꽤 많아서 놀란 적이 있었다. 분야가 달라서 그럴 수밖에 없기는 하겠지만 치료 방법에 대한 접근 자체가 매우 달라 조금 놀랐던 것 같다.

그렇다면 일반인들은 어떨까? 말할 필요도 없을 것이다. 그래서 나는 일반인들은 물론이고 운동을 가르치는 트레이너, 필라테스 및 요가 강사분들과도 그동안 깨닫고 익혀왔던 것들을 나누고 싶었고, 또한 손으로 직접 환자들을 치료하고 재활운동을 돕는 물리치료사들에게도 내가 배운 지식과 경험 등을 나누고 싶었다. 이렇게 책을 쓰게 된 이유다.

우리 몸에 영향을 미치는 요소들은 수도 없이 많다. 환경, 잘못된 움직임 패턴, 셀프관리, 운동, 식습관 등과 같은 요소들이다. 이 책에서는 주로 환경적인 요소와 셀프관리에 대해서 이야기할 것이다.

현대인들은 대부분의 시간을 직장과 집에서 보내는데, 이때의 환경 변화가 인체에 끼치는 여러 가지 영향 중에서도 매우 큰 변수에 속하기 때문이다. 한편으로 셀프관리 또한 우리가 하루 동안 받는 스트레스를 줄일 수 있도록 돕고, 그날의 스트레스를 해소하는 것을 넘어 스스로 몸을 치유를 할 수 있는 과정이기 때문에 좀 더 집중적으로 이야기할 생각이다.

나는 우리 몸의 정렬상태를 스스로 체크하고 자각하고 교정하는 과정을 통해 누구나 쉽게 몸의 변화를 이끌어낼 수 있다고 믿는다. 꾸준히 틈틈이 조금씩이라도 실행한다면 몸의 정렬만 변화시키는 것이 아니라 체온과 호르몬, 통증 조절, 성장, 호흡, 몸의 화학적 변화까지 체험할 수 있을 것이다.

몸 상태가 좋지 않으면 통증뿐만 아니라 불편함, 뻐근함, 손발이 붓거나, 두통이 자주 생기거나, 빨리 피곤해지거나, 움직일 때 관절에서 소리가 나거나, 소화가 잘 안 되거나, 잠을 잘 자지 못하는 것을 포함해 여러 가지 증상이 나타난다. 몸에 나타나는 이런 문제를 해결하지 않으면, 시간이 지날수록 더욱 상태가 악화돼 삶의 질에 악영향을 미칠 수밖에 없다. 결국에는 불안해지고, 민감해지고, 예민해지면서 얼굴의 표정까지 안 좋아지게 된다. 그렇게 예민한 상태가 계속되면 자신이 속한 공동체 구성원들과의 관계까지 악화되기도 한다.

'나이가 들면 자연스럽게 생기게 되는 현상'이라고 생각하면서 참고 살면 안 된다. 요즘에는 나이 어린 초등학생은 물론이고 미취학 아이들에게까지 측만증이 생기고, 30분만 앉아 있어도 통증 때문에 고생하는 중·고등학생들이 많다. 나이로 인해 생기는 현상이 아니라 우리의 몸에 대해서 잘 모르고 제대로 관리를 못해서, 잘못된 생활 패턴을 반복하면서 생기는 현상인 것이다.

인체에 대해 조금만 알고 나면 충분히 예방하고 관리하면서 건강하게, 넘치는 에너지를 가지고 공부하고, 일하고, 쉬고, 놀고, 운동하면서 살 수 있다.

일반인들이 이해할 수 있도록 설명하기 위해 노력하기는 했지만 어려운 부분도 있을 것이다. 처음 쓰는 글이라 부족한 점도 있을 것이다. 많은 이해를 바라며 본격적인 이야기를 해보고자 한다. 무엇보다 읽고 난 뒤에 조금씩이라도 시간을 투자해 꼭 직접 실행해보기를 바란다. 언제나 진리인 것은 '아는 것이 아니라 실천'이기 때문이다.

2019년 5월 고태욱

Contents

Chapter. 1

몸을 알면 문제가 풀린다

통증탈출, 몸의 이해가 먼저다

통증이 생기는 이유는 무엇인가?

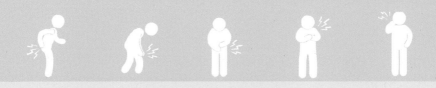

Chapter. 2

셀프진단과 테스트

몸 상태를 알아보는 셀프진단법

Chapter. 3

통증 부위별 셀프 도수치료법

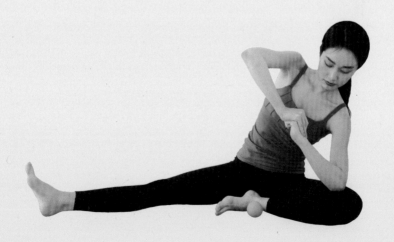

우리 몸은 자가치유기능을 가지고 있다.(앞으로 반복적으로 강조할 문장이다.) 우리가 가지고 있는 이와 같은 자가치유 기능이 더 효율적으로 발휘될 수 있도록 하기 위해서는 인체에 대한 기본적인 지식과 함께 우리를 도와줄 몇 가지 도구가 필요하다. 실제로 대부분의 통증은 스스로 조금만 노력하면 해결이 가능하고, 나아가 예방까지도 가능하다.

걷고, 뛰고, 서고, 앉는, 우리가 행하는 모든 움직임은 몸 전체에 큰 영향을 준다. 육체적으로는 호흡, 소화, 내장기, 신경계까지 영향을 미칠 뿐만 아니라 정서적인 면까지도 영향을 미친다. 자신의 몸이 어떤 상태에 놓여 있는지 잘 살펴보면 움직임과 호흡에 어떤 문제가 있다는 것을 확인할 수 있을 것이다.

우리들이 가장 편하게 느끼는 움직임은 습관화된 동작이다. 의자에 온몸을 기대앉거나 컴퓨터나 핸드폰을 보면서 고개가 앞으로 숙여지는 것처럼 말이다.

그러므로 자신이 평소 어떤 동작을 취할 때 가장 편하게 느껴지는지 알아야 하고, 운동선수들이 최고의 상태를 유지하기 위해 몸을 관리하는 것처럼 우리도 바른 자세, 균형이 잡힌 움직임을 가져야 한다. 바른 자세란 신체적 부담이 최소화된 자세를 의미하고, 최소한의 에너지로 몸을 유지할 수 있는 상태를 말한다.

'나쁜 자세로 계속해서 움직이면 몸은 연쇄적으로 망가지게 된다.'

나 스스로가 직접 체험한 적도 있었다.

30대 초반, 축구를 하다가 오른쪽 발목 외측인대를 크게 다친 적이 있었다. 그리고 얼마 뒤 어느 정도 나았다 싶어 부상이 미처 회복되기도 전에 성급하게 운동을 시작했다가 이번에는 왼쪽 아킬레스건이 끊어지는 큰 부상으로 이어졌던 경험이다.

문제는 여기서 그치지 않았다. 양쪽 발목이 아파서 잘 움직일 수 없게 되다 보니 자연스럽게 활동량이 크게 줄어들었고, 그러자 이번에는 급격하게 체중이 불어나기 시작했다. 더 이상 가만히 있는 게 좀이 쑤셔서 발목에 무리가 덜 가는 수영과 사이클과 같은 운동과 재활을 위해 필라테스를 하면서 어느 정도 회복할 수 있었다. 그러다가 이제 괜찮아진 것 같아서 성급하게 다시 축구를 하다가 이번에는 오른쪽 무릎 십자인대를 다쳤다.

부상이 또 다른 부상을 낳는 악순환에 빠졌던 것이다.

직접 겪었던 많은 부상 경험을 통해 물리치료사로서 환자들이 느끼는 아픔에 대해 이해할 수 있는 계기가 되었다는 건 다행이다. 또한 원래의 문제점을 고치지 않고 계속 나쁜 자세로 움직이게 되면 더 큰 부상을 불러온다는 깨달음 또한 얻었으니 오히려 행운일까? 어쨌든 우리의 몸은 서로 연결되어 있고 서로에게 영향을 준다는 사실을 확인할 수 있었던 기회가 되었던 셈이다.

나도 그렇지만 '중이 제 머리를 못 깎는다.'라는 말이 있는 것처럼 대부분의 사람들은 스스로 자기 몸을 잘 관리하지 못한다. 건강과 운동에 관련된 일을 하는 사람들이 정작 자기 스스로를 관리하지 못해 몸에 문제가 생기기도 한다. 정말 몇몇 사람을 제외하고는 거의 모든 사람들이 스스로 몸 관리를 잘 하지 못한다. 그리고 약물과 병원에 의존한다.

내가 '스스로 치료를 할 수 있는 방법은 없을까?'라는 고민을 하게 된 것은 이 때문이었다. 혼자서 치료를 할 수 있다면 좀 더 많은 시간을 투입해 좀 더 효율적으로 빠르게 치료를 할 수 있다고 생각했고, 그래서 계속해서 공부를 하며 방법을 찾기 시작했던 것이다.

우리는 앞으로 스스로 충분히 건강을 관리할 수 있다. 다만 지금까지 그 방법을 몰랐을 뿐이다. 늦지 않았다. 이제부터 배우면 된다. 어렵지 않다. 열심히 배워서 주위 사람들에게도 가르쳐줄 수 있도록 하자.

그동안 목과 어깨가 심하게 뭉치고 무겁고 아프다거나, 컴퓨터를 이용하다가 갑자기 견갑골에 찌르는 듯한 통증을 느낀 적이 있는가? 30분만 앉아 있거나 걸어도 허리가 아프다거나, 다리가 당기거나, 걸을 때마다 무릎이나 발바닥이 아파본 적이 있는가?

더 이상 쩔뚝거리거나 통증 때문에 고민할 필요가 없다.

여러분은 몸이 가지고 있는 문제점을 찾아내 스스로 큰 힘을 들이지 않고 편안하게 치료할 수 있는 방법을 배우게 될 것이다. 그런 다음 몸의 기능을 더 향상시켜 줄 수 있는 운동을 배워서 그대로 따라하면 된다. 그러면 앞으로 통증과 불편함 없이 최고의 컨디션에서 일을 하고 삶을 영위할 수 있을 것이다.

본격적인 내용에 들어가기 전에 다음과 같은 증상이 있는지 체크를 해보도록 하자.

① 약한 통증을 완전히 치유하지 않고 방치하면 만성통증이 된다. 통증은 몸에 이상이 생겼다는 것을 알려주는 신호다. 우리 몸은 통증이 생기기전에도 신호를 준다. 하지만 우리들 대부분은 큰 문제라고 생각지 않고 몸이 주는 신호를 무시한다.

혹시 다음과 같은 증상을 느껴본 적이 있는가?

- 아침에 일어날 때 몸이 뻣뻣한가?
- 아침이나 저녁에 손발이 붓거나 저린가?
- 몸이 무겁다는 느낌이 드는가?
- 잠을 잘 못자거나 쉽게 깨는가?
- 소화가 안 되는가?
- 오후가 되면 두통이 생기는가?
- 오후가 되면 쉽게 지치는가?
- 평소와 달리 짜증이 많이 나거나 감정기복이 심한가?
- 의자에서 일어나거나 앉을 때 통증이 있는가?
- 본인도 모르게 목이나 허리를 두드리거나 주무르는가? 아니면 강제로 목과 허리를 틀었을 때 우두둑 하는 소리가 나는가?

② 앞에서 예로 든 증상이 느껴진다면 이미 몸은 문제가 생겼다고 우리에게 신호를 주고 있는 것이다. 지금부터라도 자신의 몸을 살펴보고 관리를 한다면 통증 없이 위에서 보여준 문제들을 고쳐서 건강한 삶을 영위할수 있을 것이다. 활기찬 아침을 맞이하고 오후에 퇴근을 한 뒤에도 에너지넘치게 운동을 하거나 취미활동을 하거나 사람들을 만나서 즐겁게 놀 수있다면 좋지 않겠는가?

통증에서 벗어나 건강한 삶으로 돌아가는 것은 어렵지 않다. 주의할 점을 피하고 해야 할 것을 실행하면 된다. 지금부터 천천히 알아가 보도록 하자.

우리의 행동이 신체에 영향을 주는 것뿐 아니라 정신과 호르몬에도 영향을 끼치고 있다는 것을 알고 있는가? 사람들은 자신도 모르게 불균형을 일으키는 행동을 하고 있다. 혹시 본인이 가지고 있는 생활 패턴 중에서 다음과 같은 행동을 하고 있지는 않은지 살펴보도록 하자.

- 책이나 모니터를 볼 때 머리를 거북이처럼 앞으로 내미는가?
- 어깨가 안으로 말려 있고 구부정하게 움츠리고 있는가?
- 등과 허리가 굽어 C자 모양인가?
- 평소 다리를 꼬고 앉는가?
- 소파에 자주 앉아 있는가?
- 바닥에 오래 앉으면 다리가 저리거나 허리가 아픈가?
- 집에서 TV를 볼 때 소파에 비스듬히 누운 자세로 보는가?
- 의자에 한번 앉으면 1시간 이상 앉아 있는가?
- 의자에 앉을 때 등받이에 기대어 앉는가?
- 핸드폰을 오래 보는가?
- 평상시에 머리를 한쪽으로 기울이는가?

위에서 예시한 행동들은 앞으로 피해야 할 것이다. 스스로 본인을 체크해보고 위에서 예시한 자세와 행동을 하고 있다면 고치도록 하자. 현재 통증은 없고 불편한 정도라면 자신의 몸에서 뭉치고 뻣뻣해진 곳들을 스스로 관리하고, 잘못된 행동 패턴을 줄인다면 금방 몸이 바뀔 것이다.

③ 몸이 바뀌게 되면 다음과 같은 점을 느낄 수 있을 것이다.

- 통증과 불편함이 줄어들거나 없어진다.

- 호흡을 할 때 전보다 편하다.

- 뻣뻣한 부위가 느슨해진다.

- 짧아진 부위가 늘어난다.

- 몸이 강해진다.

- 자세가 바르게 되고 다른 기능들이 향상된다.

- 안정성이 좋아진다.

- 잠을 잘 이루고, 숙면을 취한다.

- 소화가 잘 된다.

- 오후에도 에너지가 넘친다.

- 몸이 붓지 않는다.

앞에서 ①, ②번 항목 중 체크한 내용이 스스로 관리하고 난 뒤에 어떻게 바뀌었는지 나중에 다시 체크해보기 바란다. 그리고 ③번의 항목 중에 나중에 다시 생긴 것이 있는지 살펴보길 바란다.

지금 여기에서는 먼저 기본적인 용어를 배워보자. 몸을 움직이는 방법을 설명하는 도서 및 강좌, 여러 가지 운동을 배울 때 도움이 될 것이다.

이 책이 모든 통증과 자세를 바로 잡아 줄 수는 없다. 심각한 통증이나 측만증과 같은 증상이 있다면 꼭 의학적 진단을 받아보도록 하자.

관절운동 용어

1. Sagital plane을 중심으로 발생하는 움직임

▶ 기본운동
- 굴곡 flexion : 두 분절 간의 각도가 줄어드는 현상
- 신전extentsion : 굴곡 상태에서 대시 해부학적 자세로 되돌아오는 현상
- 과신전 hyperextentsion : 신전이 계속되는 현상

▶ 특수운동 : 발
- 배측 굴곡dorsi flexion
- 저측 굴곡planrar flexion

2. Frontal plane을 중심으로 발생하는 움직임

▶ 기본운동
- 외전abduction : 신체의 중심선에서 멀어지는 현상
- 내전abduction : 외전 상태에서 다시 해부학적 자세로 되돌아 오는 현상

▶ 특수운동
- 측면 굴곡 lateralflexion
- 거상elevation
- 강하depression
- 내번inversion : 내전 + 저측 굴곡
- 외번eversion : 외전 + 배측 굴곡

3. Transverse plane을 중심으로 발생하는 움직임

▶ 기본운동
- 내측 회전internal rotation : 내측으로 돌 때 일어나는 운동
- 외측 회전external rotation : 외측으로 돌 때 일어나는 운동

▶ 특수운동
- 좌우회전
- 회내pronation : 아래 팔의 회내는 손등이 하늘을 향함
- 회외supination : 아래 팔의 회외는 손바닥이 앞쪽으로 향함

Chapter . 1

몸을 알면
문제가 풀린다

통증 탈출, 몸의 이해가 먼저다

움직임에 맞춰
설계된 몸

삶의 기본 바탕에는 움직임이 있다. 살아 있다는 건 곧 움직인다는 의미다.

어린 아이들은 넘어지고 일어서고 다시 넘어지고 일어서는 동작을 반복하면서 움직임을 완벽하게 발달시킨다. 그런 아이들의 딥 스쿼트 동작을 보면 아주 완벽한 자세를 보인다.

하지만 요즘 아이들은 이런 완벽한 자세를 익힐 기회가 점점 사라지고 있다. 요즘의 엄마들은 아이가 뒤뚱거리며 걷다가 딱딱한 바닥에 넘어져 다칠까봐 유모차에 앉혀 데리고 다닌다. 또 굴곡없이 평평한 바닥과 신발을 신고 다니게 되면서 움직이는 운동성이 제대로 발달될 기회를 갖지 못하게 되었다.

일본의 슈퍼유치원이라고 불리는 곳에서는 모래운동장에서 맨발로 달리는 시간이 있다. 원래 자연에서 살던 모습대로 움직이면서 생활하다보니 특별한 연습을 하지 않아도 기계체조 초급 과정과 10단 뜀틀까지 넘을 수 있게 된다고 한다.

담배를 피우는 것보다 오랫동안 앉아 있는 게 더 해롭다는 사실을 알고 있는가?(유튜브 'Why sitting is bad for you'를 시청해보자.) 앉아 있는 시간이 많으면 빨리 죽게 된다. 많은 연구를 통해 2시간 이상 앉아 있게 되면 근골격계 질환 및 대사증후군 등과 같은 많은 문제를 발생시킨다는 사실이 밝혀졌다. 동일한 동작을 반복하는 일을 하는 사람만큼이나 앉아서 일하는 사람들도 근골격계 질환에 걸릴 확률이 높다.

우리 몸은 하루 중 가장 오랫동안 취하는 자세에 적응한다. 오래 의자에 앉아 있게 되면 몸이 편하다고 느끼는 자세를 취하게 되고 그런 자세에 맞춰 신체가 적응하게 된다. 별 생각 없이 편하게 느껴 유지하고 있는 자세가 우리 몸에 엄청난 영향을 끼치고 있다는 사실을 대부분의 사람들은 모르고 반복한다.

의자에 편하게 기대앉아 있는 자세를 관찰해보라. 등은 둥글게 구부러져 있고 목은 앞으로 나와 있다. 그리고 그렇게 오랫동안 잘못된 자세를 취하다 보면 나중에 바른 자세를 취하고 싶어도 힘들어진다.

우리 몸과 뇌는 쓸수록 발달하게 되는 특성을 가지고 있다. 몸을 움직이지 않으면 사용하지 않는 뇌의 움직임 프로그램도 삭제된다. 일단 움직임 프로그램이 삭제되면 나중에 다시 그 움직임을 하려고 해도 다시 하기가 어렵다. 새로운 스포츠를 배울 때 어려움을 느끼는 이유가 바로 기본이 되는 움직임 프로그램이 사라져 다시 뇌에 프로그램을 하기까지 시간이 걸리기 때문이다. 뇌에 다시 프로그램을 입력하기 위해서는 많은 시간과 노력을 들여 반복적으로 움직이는 것뿐이다.

중학교시절 지리산 청학동에서 전학을 온 친구가 있었는데, 동급생들보다 운동신경이 많이 발달했다는 걸 느낄 수 있었다. 그래서인지 달리기와 여러 가지 운동을 아주 잘 해냈다. 아마 어린 시절부터 지리산을 뛰어다니고 나무를 타면서 놀았던 생활 패턴이 신체를 발달시킨 요인이었을 것이다.

6년 전쯤에는 제주도에서 잠시 물리치료를 한 적이 있었는데, 시골 할머니들이 같은 연령대의 서울에 사는 할머니들보다 월등하게 건강하다는 걸 알게 되었다. 제주도 시골 할머니들의 생활을 관찰해보니 아침부터 집마당을 청소하고, 스스로 식사를 준비하고, 잡초를 뽑고, 한 달에 10일 정도는 물질을 하고, 나머지는 밭일을 하는 등 쉬지 않고 계속 움직이면서 생활을 하고 계셨다.

움직임과 건강은 서로 밀접한 연관이 있다. 몸의 기능이 제대로 작동하려면 움직여야 한다. 우리 몸은 움직이도록 설계되었다. 기계도 설계된 대로 사용하지 않으면 녹이 슬거나 동작에 문제가 생긴다.

인체도 마찬가지이다. 움직이지 않으면 퇴화하고 움직이면 발달한다.

우리 몸의
모든 부분을 연결하는 근막

우리 몸을 이루고 있는 모든 부분을 연결하고 보호하는 조직을 결합조직이라 부른다. 결합조직은 신체를 3차원적으로 머리에서 발끝까지, 겉에서 속까지 입체적으로 연결하고 있다. 또한 충격을 흡수하고 몸의 기관들을 보호하고, 신경 소통까지 담당한다.

근막은 결합조직 중 하나다. 근막은 끈적거림과 함께 늘어났다 다시 되돌아오는 특성을 가지고 있어서 몸을 다양한 형태로 유지하며 움직일 수 있게 해 준다.

우리 신체는 오랫동안 한 가지 자세를 유지하게 되면 그 형태로 몸을 다시 새롭게 재조정하여 적응한다. 반대로 생각해보면 나쁜 자세를 가지고 있더라도 바른 자세를 유지하기 위해 노력을 한다면 다시 몸을 바르게 되돌릴 수 있다는 것이다.

근막이 원활하게 기능하기 위해서는 항상 적정 수준의 수분을 함유하고 있어야 한다. 지구는 70%가 물로 이루어져 있고, 자연의 법칙에 따라 우리 신체도 70%의 수분으로 이루어져 있다. 결합조직도 역시 3/4은 수분으로 구성되어 있다. 결합조직은 충분한 수분을 포함하고 있을 때 유연성과 탄성을 유지하고, 어떤 모양이라도 적응할 수 있다.

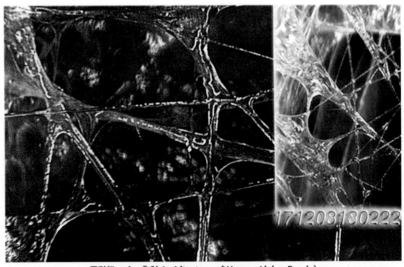

근막(Fascia, 출처 Architecture of Human Living Fascia)

하나의 동작을 계속해서 반복한다거나, 하나의 자세를 오랫동안 유지함으로써 특정 부위에 더 많은 부하를 주거나, 지속적으로 압박을 가하면 결합조직은 수분을 잃게 된다. 여러 가지 이유로 결합조직이 스트레스를 많이 받게 되어도 마찬가지다.

이해를 돕기 위해 수분을 많이 흡수한 그물모양의 스펀지를 생각해보자. 스펀지를 힘을 가해 꽉 쥐게 되면 품고 있던 수분이 빠져나가게 된다. 그렇게 오랫동안 압박을 계속하면 수분이 모두 빠져나간 스펀지는 점점 딱딱하게 굳는다.

결합조직도 마찬가지다. 수분이 빠져나간 부분은 뻣뻣해지고 그만큼 더 끈적거리게 되며 그로 인해 조직의 유착이 생기기 시작한다. 또한 원활하게 수분의 순환이 이루어지지 않으면서 세포가 대사를 하고 난 뒤 생기는 노폐물이 쌓이게 된다. 이렇게 오랫동안 노폐물이 쌓이게 되면 썩게 되고, 그렇게 만들어진 독소가 축적되면 근육을 조금만 자극해도 통증을 느끼게 된다.

우리 몸은 계속 움직여야 하며, 혈액을 순환시켜 노폐물을 제거하고, 산소와 영양소를 공급하지 않으면 건강을 유지할 수 없다. 움직이지 않게 된다는 것은 생명 활동을 멈춘다는 의미다. 움직이지 않는 조직은 문제가 생기게 되어 있다.

완전히 마른 스펀지를 물에 담그면 곧바로 물을 흡수하는 대신 물을 흡수하지 않고 떠 있는 걸 볼 수 있다. 스펀지가 물을 빨아들이게 되기까지는 일정한 시간이 필요하다. 이때 스펀지에 압력을 가해 비틀면 물을 더 빨리 흡수하는데, 근막도 마찬가지다. 근막은 결국 세포로 이루어져 있고, 우리 몸을 이루고 있는 대부분의 세포는 약 2년마다 완전히 교체되므로 자연히

놓아두면 스스로 바뀌게 된다.

하지만 나쁜 자세를 유지하는 습관을 바꾸지 않는다면 특정 부위가 계속 압박을 받아 스펀지에서 물이 빠져나가듯이 수분이 빠져나가 몸을 변화시킬 수 없다. 기존에 스트레스를 주던 생활 및 행동 습관을 바꾸고 스펀지에 물을 더 빨리 흡수시키기 위한 행동을 해야 몸을 더 빨리 변화시킬 수 있을 것이다.

물을 많이 마시는 것만으로는 딱딱하게 말라비틀어진 근막이 수분을 잘 흡수하지 못한다. 마른 수건으로 바닥에 흘린 물을 닦으면 잘 흡수하지 못하는 것과 같다. 도구를 이용해 딱딱하게 굳은 부위에 압력을 가하고 비틀어 풀어줘야 수분을 흡수하기 시작할 것이다. 그럼으로써 몸이 바뀌는 효과를 보게 된다.

결합조직은 뇌와 신경에 의해 움직이는 대신 스스로 자신의 역할을 수행한다. 세포를 싸고 있는 세포막, 섬유다발을 싸고 있는 막, 혈관, 힘줄, 인대, 신경, 디스크, 연골, 내장기관까지 모든 것이 막으로 싸여 있다. 결합조직 안에는 감각신경의 말단이 포함되어 있다. 또한 중추신경(뇌와 척수신경)까지도 막(경막)으로 싸고 있다.

모든 막들은 연결되어 수분을 함유한 상태로 인체 구조들을 감싸고 있다. 이 수분들은 세포에 산소와 영양분을 공급하고 노폐물과 독소를 수거해 배출하는 역할을 한다. 결합조직은 우리 몸을 지탱하고 보호하고 움직임에 적응하여 안정시킨다.

뇌는 감각신경을 통해 우리 몸의 움직임을 전달받는데, 결합조직에는 감각신경의 말단이 포함되어 있다. 결합조직을 통해 전달되는 정보가 신경계를 통해 소통하는 것보다 더 빠르게 전달된다. 결합조직이 건강하면 정보가 더 빠르게 뇌로 전달되어 움직임을 수정할 수 있게 된다.

우리가 통증을 느끼는 원인 중 하나는 우리 스스로가 신체를 잘 인식하지 못하는 데 있다. 몸의 위치, 감각, 긴장, 협응력 등에 대해 인지하는 것을 고유수용감각이라고 하는데, 지도에서 우리의 위치를 알려주는 GPS 같은 역할을 한다.

고유수용감각이 우리 몸을 잘 인식하지 못하게 되면 우리는 오감에 더 의존하게 된다. 한발서기를 할 때 눈을 감으면 곧 균형이 무너지는 사람들은 평소 몸의 균형을 시각에 의존하기 때문이다.

오감에 의존하면 더 쉽게 피로해지고 부상을 입을 확률이 높아진다. 근막이 회복된다면 고유수용감각도 좋아지게 될 것이고, 고유수용감각이 좋아지게 되면 우리 뇌는 신체를 잘 인식하여 스스로 자세를 바르게 만들 것이다.

근막이 딱딱해지면 얼음이 주변에서 중심으로 차츰 얼어가는 것처럼 근막 또한 주변부터 서서히 굳어지게 되며, 시간이 지나면서 근막 또한 겉에서 속으로 점점 더 뻣뻣해지고 두개골까지 영향을 주게 된다. 두개골은 뇌를 감싸고 있고 뇌를 감싼 막까지 영향을 미치게 되면 건강에 큰 문제를 일으키게 된다. 왜냐하면 결국 우리 몸을 관장하는 것은 뇌이기 때문이다.

예를 들면 나이가 들수록 신체를 잘 인식하지 못해 잘 넘어지게 되고, 처음엔 근육에만 통증을 느끼게 되다가 점점 내부 장기까지도 통증을 느끼게 되거나 급격한 호르몬의 변화를 일으키는 일까지 생긴다. 이런 상태가 되면 무너진 몸의 균형을 맞추기 위해 근육을 강화하거나 스트레칭을 하는 정도로는 치료할 수 없다.

치료를 하려면 겉에서부터 신체 깊은 곳까지 뻣뻣해진 근막의 긴장을 풀어야 한다. 조직이 이완되면 얼음이 녹듯이 주위 조직까지 영향을 미쳐 뻣뻣하게 굳은 주변 막의 긴장도 풀리게 된다. 최신 물리치료 기기를 보면 인체 내부 깊숙이 침투해서 이완시킬 수 있는 장비일수록 고가다. 그 이유는 오래되고 신체 깊숙한 곳에 있는 근막일수록 이완시키는 게 어렵기 때문이다.

서로
보완관계에 있는 인체

현대사회는 점점 전문화되고, 세분화된다. 의학도 마찬가지로 인체를 연구하기 위해 세분화되면서 발전하였다. 과거에는 인체를 정신과 육체 정도로 나눴지만, 현재는 인체를 연구하기 위해 해부학, 생리학, 조직학, 면역학, 기능해부학 등으로 나누어 연구를 하고 있고, 해부학은 인체를 머리와 목, 등과 척수, 흉곽 등으로 다시 세분한다.

세분화되고 전문화되면서 같은 증상을 바라보는 시각도 달라졌다. 코끼리를 만져본 맹인이 제각기 다른 이야기를 하는 것처럼.

어깨가 아파 정형외과, 신경외과, 통증의학과에 가서 진료를 받아보면 각기 다른 소견을 내놓는 경우가 있다. 인체를 세분화하여 원인을 찾는 것도 중요하지만 인체는 상호 영향을 주고받는다는 사실을 바탕으로 통섭해서 바라보는 게 중요하다.

몸과 정신은 따로 분리된 것이 아니라 하나다. 서로가 영향을 주고받는다. 예를 들면 신체를 건강하게 단련하면 정신도 건강해진다. 또는 정신적으로 스트레스를 받으면 우리 신체도 병에 걸린다.

우리가 느끼는 통증은 신체가 보내는 위험경보라고 할 수 있다. 통증을 없애는 일은 일시적으로 증상을 완화하는 것에 불과하다. 근본적인 치료를 위해서는 통증을 일으킨 진짜 원인을 제거해야 한다.

우리 몸은 웬만하면 아프다고 이야기하지 않는다. 엄살을 떠는 대신 최대한 스스로 치유하려고 노력한다. 그렇게 노력해도 어쩔 수 없을 때, 견디다 못해 표현하는 신호가 바로 통증이다. 몸에 이상이 있으니까 한번 살펴봐달라는 하소연인 것이다.

어깨가 아픈 환자가 오면 어깨만 도수치료를 하는 것이 아니다. 몸 전체적으로 살펴보고 도수치료를 한다. 이렇게 하는 이유는 두 가지가 있다. 첫 번째는 인체가 서로 연결되어 있어서 다른 곳에서 생긴 문제로 인해 어깨의 통증이 발생할 수 있기 때문이고, 두 번째는 이미 통증을 느꼈다면 주위 다른 조직에도 문제가 생긴 상태이기 때문이다. 그래서 환자의 몸을 전체적으로 살펴보는 것이다.

처음에 어깨가 아프면 인체는 스스로 어깨의 움직임을 줄임으로써 보호하고 자기치유를 통해 회복시키고자 한다. 그 다음엔 어깨 주위인 목과 흉추, 견갑골 등에서 어깨의 움직임을 보상하기 위해 더 움직인다. 이렇게 해서 어깨가 회복되면 좋겠지만 그렇지 않는 경우에는 목, 흉추, 견갑골 등에 과부하가 생기면서 또 다른 문제점이 나타나기 시작한다. 어깨의 통증이 몸 전체로 확산되고, 나중에는 문제점들 중에서 제일 오래된 부분이나 약한 부위에서 통증이 나타나게 되는 것이다.

예를 들어 150km/h 구속을 가진 투수의 어깨에 통증이 생겼다고 하

자. 이 투수는 몇 주 전에 발목을 다쳤다. 발목 부상을 입은 이후 시간이 흐를수록 아주 조금씩 구속이 떨어지기 시작했다. 투수는 공을 던질 때 발로 지면을 힘껏 차면서 상체로 힘을 전달해야 구속을 올릴 수 있는데 발목의 부상으로 인해 힘을 온전히 상체로 전달하지 못해 구속이 떨어지게 된 것이다. 이 투수는 떨어진 구속을 만회하기 위해 어깨에 무리하게 힘을 쏟게 되고, 결국 어깨까지 다치게 된다.

이런 경우 당연히 어깨의 치료를 해야 하겠지만 근본적인 치료를 위해서는 원인이 되는 발목의 치료도 함께 해야 한다.

사람들은 당장 어깨가 아프기 때문에 어깨에만 문제가 있다고 생각한다. 하지만 이미 몸은 어깨뿐 아니라 다른 부위에서도 문제가 생긴 상태이다. 그리고 다른 부위의 문제가 어깨의 통증으로 나타날 수도 있다.

위의 상황에서 알 수 있듯이 증상이 나타나는 부위만 치료하기보다는 전체적으로 살펴보고 원인을 찾아 치료를 해야 한다. 왜냐하면 인체는 서로 연결되어 있고 상호 보완적인 관계이기 때문이다.

과거에 비해 현대사회는 움직임이 확연히 줄었다. 근육과 근육은 서로 미끄러지면서 움직여야 하는데 움직임이 저하되면 근육 간의 움직임도 줄어들게 된다. 그리고 근육 사이가 끈적거리게 되고 흉터 조직처럼 붙어버린다. 이러한 현상은 근력을 떨어뜨리고 움직임을 제한하며, 힘의 전달을 방해한다. 이것이 운동선수들이 전보다 힘을 쓰지 못하고 투수의 경우 구속이 떨어지는 원인 중 하나다.

악기를 다루는 사람과 노래를 하는 가수도 마찬가지다. 악기에 힘을 전달할 때나 노래를 부를 때 몸의 긴장도가 올라가면 근육에 많은 힘이 들어가게 되고, 경직된다. 그러면 소리를 제대로 낼 수 없다.

문제가 생긴 부위를 찾아서 해결하는 방법을 배워보자. 그리고 스스로의 몸에 적용해보자. 서서히 몸이 변하는 것을 느끼게 되면 저절로 계속하게 된다. 그 느낌을 알 때까지 변함없이 꾸준히 해보도록 하자.

자가치유 기능을
깨워라

인간은 자연의 일부분이고 결국은 자연의 이치를 따르게 된다. 강물과 마찬가지로 인체도 스스로를 회복시키는 메커니즘을 가지고 있다. 강은 오염물질이 유입되더라도 오랜 시간에 걸쳐 많은 양이 유입되지 않는다면 스스로 정화해 건강한 상태를 유지한다.

하지만 심하게 오염돼 스스로 회복할 수 있는 한계를 넘게 되면 어떻게 될까? 쉽게 회복할 수 없다. 물론 오염물질의 유입이 줄고, 산소가 공급될 수 있도록 물의 흐름을 되찾으면 강은 서서히 정화작용을 거쳐 건강을 되찾게 될 것이다. 4대강 사업을 통해 죽었던 강들이 보를 열면서 조금씩 살아나는 모습을 보면 알 수 있을 것이다.

결국 통증은 균형 회복을 돕는 자가치유 능력보다 육체적, 정신적 스트레스와 환경의 힘이 더 커서 불균형을 일으키기 때문에 생기는 현상이기 때문이다.

인간이 기계와 다른 가장 큰 특징 중 하나는 스스로를 치유하는 능력이 내재되어 있다는 것이다. 인체를 구성하는 모든 세포는 세포분열을 하는 횟수가 정해져 있다. 세포분열을 다하게 되는 순간이 인체의 수명이 다하는 순간이다. 따라서 수명을 연장하는 방법은 세포 손상에 영향을 주는 움직임 패턴과 환경적 요인, 음식물 섭취, 정신적·육체적 스트레스 등을 줄이는 것이다.

세포는 복구할 수 없을 정도로 큰 손상을 받으면 세포분열을 통해 망가지고 오래된 세포를 폐기하고 새로운 세포로 하여금 그 역할을 대신하도록 한다. 하지만 할 수 있다면 세포분열을 덜 하는 것이 좋으므로 약간의 손상은 스스로 보수하여 복구시킨다. 따라서 상처를 받은 세포가 스스로를 복구할 수 있도록 환경을 만들어줌으로써 균형을 되찾을 수 있다.(이런 역할은 세포의 엔진이라고 할 수 있는 미토콘드리아가 맡고 있는데, 그래서 휘발유에 해당하는 신선한 채소를 충분하게 섭취하는 게 매우 중요하다.)

인체가 가지고 있는 회복 기능을 외부의 도움을 통해 수행하게 되면 인체 본연의 기능은 작동을 멈추게 된다. 인체는 자주 사용하면 더욱 더 발전하고 사용하지 않으면 퇴화하기 때문이다. 즉 스테로이드 성분이 함유된 음식이나 주사를 자주 맞게 되면 부작용으로 스테로이드를 만들어내는 고환의 기능이 줄어들거나 멈추고, 브래지어를 오랫동안 착용하면 중력에 대응하는 근육과 인대가 작동하지 않게 되는 것이다. 인체가 설계된 대로 살게 될 때 가장 건강할 수 있다.

우리나라에서는 약물을 과다하게 복용하는 경향이 있다. 예를 들어 감기에 걸리면 외국에서는 약을 처방하기보다 충분한 휴식과 함께 비타민, 수분 섭취를 권하지만 우리나라에서는 대부분 약을 처방받아 복용한다. 외국에서 살고 있는 한 지인이 감기에 심하게 걸려 병원에 갔더니 주사를 주거나 약을 처방하는 대신 푹 쉬면서 물과 비타민을 많이 먹으라는 처방을 받았다면서 내게 하소연을 했었다. 그런데, 지금은 온 가족이 감기에 걸려도 일주일 정도만 푹 쉬면 낫는다고 한다. 몸의 치유 시스템이 정상적으로 작동하기 때문이다. 반면에 우리나라의 경우에는 계속해서 약에 의존하다보니 이미 자가치유 시스템이 사라져 약을 먹지 않으면 감기가 낫지 않고 오래 가는 경우가 흔하다.

몸이 가지고 있는 자가치유 능력을 극대화시키는 것이 부작용이 없는 가장 좋은 치료방법이다. 약에 의존하게 되면 자가치유 능력이 나설 기회가 없어진다. 지나치게 약을 쓰지 않는 것도 이상하지만 너무 의존하는 것은 더욱 좋지 않다.

요즘 의사들이 출판한 책 중에는 암, 아토피, 알레르기와 같은 질병은 면역력이 약해졌기 때문이라는 주장이 점점 많아지고 있다. 면역력도 결국 스스로 치료하는 능력이다. 약 처방을 줄이고 자연치유력을 극대화시켜 환자를 치료하는 의사들이 많아지고 있는 것은 약을 쓰는 것이 최고의 치료방법이 아니라는 것을 알게 되었기 때문이다.

몸을 움직이는 시간과 근육을 사용하는 일이 적다보니 근육량이 줄고 저체온을 보이는 사람들이 많아졌다고 한다. 체온이 낮아지면 면역력도 떨어지고, 암에 걸릴 확률도 증가한다. 왜냐하면 체온이 낮은 부위에 암이 많이 생기기 때문이다. 면역력이 높으면 알레르기, 아토피, 암도 잘 이겨낼 수 있다.

인체의 회복은 수면을 취할 때 이루어진다. 아이들의 성장호르몬도 잠을 잘 때 나온다. 성인들도 일찍 자게 되면 성장호르몬이 나오는데, 성인의 성장호르몬은 낮에 활동하는 동안 손상을 받은 세포를 복구하는 역할을 한다.

성장호르몬이 분비되는 시간은 저녁 10부터 새벽 2시 사이이다. 문제는 성인은 물론이고 아이들까지도 저녁 10시부터 잠자리에 드는 경우가 많지 않다는 것이다. 게다가 한 자세를 오랫동안 유지하는 생활 패턴과 근육을 사용하지 않는 일상으로 인해 회복력은 낮아지고 손상은 월등히 커지면서 몸이 점점 나빠지는 경우가 많아진 것이다.

우리 몸은 엄살을 부리지 않는다. 최대한 견딜 수 있을 때까지 견디다가 응급신호로서 통증을 일으킨다. 우리는 보통 견디기 힘든 통증이 생겼을 때 병원을 찾게 되는데, 그때는 이미 몸 상태가 많이 나빠진 것이다.

작은 것부터 조금씩 바꿔보자. 우선 일찍 잠자리에 들어 자가치유 능력을 되찾도록 하자. 이것이 자신의 건강을 되찾기 위한 첫걸음이다.

뇌의
움직임 프로그램

TED의 강연 중에 다니엘 월퍼트Daniel Wolpert가 발표한 'The real reason for brains'이라는 강연이 있다. 그가 주장하는 뇌의 존재 이유는 "적합하고 복잡한 움직임을 만들어내기 위해서"라고 한다. 움직임이야 말로 주변에 영향을 미칠 수 있는 유일한 방법이라는 것이다.

강연은 멍게를 예로 들어 이야기한다. 멍게는 신경계를 가지고 있는 진화 초기의 동물로서 유생 때는 바다를 헤엄치다가 특정한 시기가 오게 되면 바위에 붙게 된다. 바위에 고정을 하고 나면 멍게는 더 이상 움직여야 할 필요성이 사라지면서 뇌와 신경계를 영양분으로 섭취하여 없애버린다.

움직임과 뇌의 상관관계를 조사하기 위해 0교시 수업을 자율학습이 아니라 가벼운 체육수업을 시행했던 반의 평균성적이 올라갔다는 EBS의 다큐멘터리도 있다. 또한 일본 슈퍼유치원의 사례는 맨발로 달리는 수업이 인체의 여러 기능을 발달시킨다는 사실을 보여준다. 우리나라 고등학교 3학년에 해당하는 독일 학생들도 체육이 두 번째로 수업시간이 많다고 한다. 다른 나라에서는 이미 움직임이 가지고 있는 중요성에 대해 인지하고 적용하고 있는 것 같다. 매우 우수한 엘리트 운동선수들의 경우 두뇌가 우수하다는 것도 같은 이유일 것이다.

처음 새로운 움직임을 배울 때는 머리로 이해를 하게 된다. 실제로 몸으로 움직임을 실행하는 건 그 다음이다. 힘의 강도와 변화, 지속성, 속도, 타이밍 등을 체험하는 것이다. 처음부터 완벽한 움직임을 체득할 수는 없다. 변화가 많은 움직임일수록 배우기 힘든 이유는 뇌에서 한꺼번에 많은 정보를 처리하기 힘들기 때문이다.

어려운 동작을 배우려면 그 움직임을 세분화하여 습득한 뒤 연결시키면 된다. 어린아이가 걷기 위해 1만 번의 시도를 하듯이 움직임을 배우기 위해서는 반복 동작이 필요하다. 그것이 끝이 아니다. 질적으로도 움직임을 향상시켜야 한다. 더 빠르고 쉽게 반응할 수 있도록 말이다. 그래서 운동선수들이 같은 동작을 계속 반복하며 연습을 하는 것이다. 즉 자동적으로 반응할 수 있을 정도로 뇌에 프로그램을 입력한다. 뇌에 다양한 움직임 프로그램이 많이 입력되어 있을수록 다양한 움직임을 쉽게 따라 할 수 있다. 이것을 보고 우리는 "운동신경이 좋다."라고 이야기한다.

나이가 들수록 움직임이 줄어들면서 몸이 뻣뻣하게 굳고 사용하지 않는 뇌의 움직임 프로그램은 사라진다. 가끔 40대 남자들이 오랜만에 축구를 하면서 과거 20대 시절의 움직임을 생각하다가 큰 부상을 입는 경우가 있다. 과거에 민첩했던 움직임을 생각하고 몸을 움직여 보지만 실제로 원하는 움직임이 나오지 않아서 부상을 당하는 것이다. 그 이유는 첫째로 20대와 달리 40대에는 사용하지 않았던 움직임 프로그램이 삭제되었기 때문이고, 두 번째는 20대의 몸과 40대의 몸 상태가 달라졌기 때문이다.

하드웨어(몸)와 소프트웨어(움직임 프로그램)가 서로 조화를 이루지 못하면 최고의 성능을 발휘할 수 없다. 지속적인 업데이트를 해 줘야 한다. 잃어버린 움직임 프로그램을 다시 찾고 몸의 움직임을 계속 업데이트해 줘야 한다. 그래야 뇌의 움직임 프로그램도 몸 상태에 맞게 수정할 것이다.

움직임이 뇌의 존재 목적인 이상 우리는 계속해서 자주 움직여야 한다. 인체는 사용하면 사용할수록 발달한다고 이야기했다. 다양한 움직임으로 뇌를 계속해서 자극해 주면 뇌는 발달한다. 뇌가 발달하면 발달할수록 직장인들의 업무능력과 학생들의 학습능력 또한 상승하게 될 것이다. 건강도 찾고 회사에서도 인정받는 쉬운 방법이다. 지금, 오늘부터 당장 자주 움직이자!

사용하지 않으면
지워지는 뇌 지도

앞에서 이야기했듯이 뇌는 움직임을 위해 존재한다. 뇌에는 각각의 신체 움직임을 위한 뇌 지도가 존재한다. 사고로 뇌의 특정 부위가 손상되면 뇌 지도 또한 손상을 받아 그 뇌 지도가 지배하는 신체의 움직임도 할 수 없게 된다.

뇌손상이 있는 환자들은 재활치료를 통해 잃어버린 뇌 지도를 다시 만들어 기능을 회복시켜야 한다. 뇌는 잃어버린 뇌 지도를 다른 부분에 다시 만들 수 있는 특성을 가지고 있다. 이를 신경가소성이라 부른다. 지도가 자세하게 만들어져야 실수하지 않고 쉽고 빠르게 찾아갈 수 있는 것처럼 뇌 지도 또한 자세하게 새겨져 있을 때 효율적이고 정교하게 움직일 수 있을 것이다.

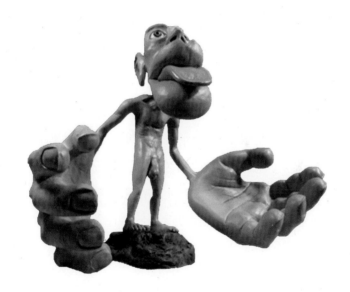

호문쿨루스

호문쿨루스는 인간의 대뇌에 신체 각 부위의 위치를 나타내는 신체감각의 지표를 그려낸 지도를 말한다. 호문쿨루스를 보면 우리 몸에서 섬세하게 움직일 수 있는 부위가 아주 크게 표현되어 있는데, 사용하면 할수록 발달하는 신체의 특성과 마찬가지로 뇌를 사용하면 사용할수록 뇌의 지도는 자세하게 기록되고 영역이 커지게 된다. 신체의 움직임이 뇌를 자극하는 것이다.

인체의 척추는 24개의 뼈로 이루어져 있다. 척추가 이렇게 많은 뼈로 이루어진 이유는 다양하고 섬세한 움직임을 위해서다. 하지만 오랫동안 앉아 있거나 습관화된 자세로 살아가다 보면 특정 부위의 척추들이 굳어져서 하나의 뼈처럼 움직이게 된다. 그리고 굳어버린 척추의 움직임을 보상하기 위해 척추의 위와 아래에 위치한 뼈들이 본연의 역할보다 더 크게 움직이게 된다. 오랫동안 계속해서 이렇게 움직이다 보면 몇몇의 뼈는 더욱 굳어서 문제가 생기고, 몇몇의 뼈는 점점 더 많이 움직여서 문제가 생기게 된다. 따라서 더 많이 움직이는 부분은 덜 움직이도록 하고, 굳어진 부분은 움직이도록 훈련을 함으로써 사라진 뇌 지도를 다시 만들 수 있을 것이다.

우리는 각자 자신만의 움직임 패턴을 가지고 있다. 평생을 그 패턴에 따라 움직인 결과로 현재의 몸이 만들어진 것이다. 세상에서 완벽한 자세를 가진 사람은 없다. 하지만 최대한 바른 자세를 오랫동안 유지하는 습관을 가진다면 통증을 일으키지 않고 기능적으로 건강한 상태가 될 것이다.

지금이라도 평소의 내 모습을 한번 살펴보는 것은 어떨까? 사진이나 동영상으로 평상시의 모습을 기록해 살펴보자. 평소 자연스럽게 느껴지는 자세는 자신이 취할 수 있는 가장 편안하고 힘을 뺀 자세일 것이다. 그런 모습을 확인하기 위해서는 바닥에 편하게 누워보면 된다. 중력이 제거된 상태에서는 몸에 힘을 빼기 쉬워서 가장 편한 자세를 취하기 좋다. 현재 잘못된 자신의 자세를 알 수 있다면 문제점을 찾아 자세를 교정할 수 있다.

사용하지 않음으로써 사라져버린 움직임은 다시 반복적으로 사용하는 것으로 복구된다. 만약 움직임 지도를 다시 만든다면 바르고 정확하게 만들어야 한다. 바른 움직임을 자주 많이 하면 정확한 지도를 만들 수 있다. 바른 움직임은 잘못된 움직임을 할 때마다 피드백을 줄 수 있는 전문가의 도움을 받는다면 더 빨리 수정할 수 있을 것이다.

하지만 피드백을 줄 수 있는 사람이 없을 때는 스스로 잘못된 움직임을 느낄 수 있는 감각을 향상시키면 된다. 우리가 실제로 신체를 교정하고 바른 신체를 유지하는 것은 결국 뇌가 하는 역할이다. 뇌가 신체의 위치감각을 더 잘 느끼도록 훈련하면 된다. "어떻게 훈련을 시킬 것인가?"를 이야기하기 전에 우리 몸의 구조에 대해 좀 더 알아보자.

남자들은 정자 활동력과 수가 줄어들고, 여성들의 경우에는 유방암이 증가하였다고 하는데, 그 이유 중 하나로 브래지어와 속옷을 꼽는다. 큰 유방이 브래지어를 오래 착용할 가능성을 높게 만들고 오랜 시간 브래지어를 착용한 큰 유방이 유방암과 연관이 있는 것으로 밝혀졌다. 브래지어와 속옷이 중력에 적응하기 위한 유방과 고환의 근육과 인대의 역할을 빼앗았기 때문이다. 인체 본연의 움직임과 활동을 하지 못하게 되면 생리학적인 기능을 포함한 원래의 기능을 발휘할 수 없게 된다.

앞에서 이야기했듯이 사용하지 않는 근육은 체온을 떨어뜨리게 되고, 낮은 체온은 암의 발생률을 높이게 된다.

일주일 동안 하루에 한 시간씩 5일을 운동하는 사람은 총 300분을 운동하는 셈이다. 과거 끊임없이 몸을 움직이며 생활하던 우리 조상들은 하루 8시간씩 일주일에 거의 3000시간을 움직이며 살았다.

부하의 차이가 느껴지는가? 움직임이 적어지면서 근육 감소와 함께 혈액순환 저하, 저체온, 고유수용감각을 떨어뜨리고 뼈의 질량까지 감소하게 만들었다.

우리가 하루에 한 시간씩 하는 운동의 특징은 특정한 부위에서만 움직임이 일어난다는 것이다. 특정한 움직임은 특정 조직에서만 부하를 주고 적응하도록 만든다. 특정한 움직임을 반복하면 인체는 더욱 더 계속해서 선택적인 사용을 하게 되며, 사용하는 부분만 더욱 강해지게 되고, 사용하지 않는 부위는 약해지면서 차이가 생기게 된다. 이러한 차이는 결국 우리 몸의 불균형을 가져올 수 있다. 그렇기에 다양한 움직임을 통해 몸을 골고루 발달시켜 나가는 것이 좋다.

운동을 통해 인체의 다양한 움직임을 만들어내기가 어렵다면 평소에 다양한 움직임을 많이 하면 된다. 쪼그려 앉기와 같은 딥 스쿼트, 네 발로 기는 자세로 방바닥 닦기, 어린 아이들의 움직임을 따라 해 보기, 산길 또는 모래사장에서 맨발로 걷기, 쪼그려 앉아서 설거지하기, 좌식 테이블에서 식사하기 등과 같은 움직임이다.

또 다른 방법은 서로 다른 움직임의 운동을 번갈아서 하는 것이다. 월·수·금요일은 요가나 필라테스를 하고, 화·목·토요일엔 수영이나 케틀벨, 주말에는 등산이나 달리기와 같은 다른 스포츠를 해보는 것은 어떨까?

인체는 300개 이상의 관절을 가지고 있기 때문에 300!(= 300*299*298…)개의 자세를 취할 수가 있다. 이런 이유로 같은 운동을, 똑같은 자세를 취하더라도 사람들마다 움직임이 다른 것이다. 앉아 있지 말고 일어서서 당장 다양한 움직임을 연습해보도록 하자.

통증이 생기는 이유는 무엇인가?

몸의 균형이 깨지면
기능도 무너진다

기계일수록 부피와 무게는 적게 나가면서 기능은 더 좋다. 인체는 고성능 기계와 같다. 거기에 스스로 유지하고 고칠 수 있는 기능까지 들어 있다. 우리 몸은 활동을 하는 동안 크고 작은 손상을 받고, 충격을 흡수하고, 스스로 수리하면서 살아가고 있는 것이다.

기계를 많이 사용하면 조금씩 문제가 생기기 시작한다. 인체 역시 스스로 고칠 수 있는 한계를 초과해 손상을 받게 되면, 조금씩 문제가 발생하기 시작한다.

인체를 집에 비유하기도 한다. 완벽한 균형을 이루어 충격을 분산하고 흡수하고 견딜 수 있게 설계된 집은 강력한 지진에도 견딜 수 있다. 하지만 불균형을 가지고 있거나 내진설계가 되어 있지 않은 집은 쉽게 무너진다. 지진으로 인해 건축 자재가 견딜 수 있는 힘을 초과한 압력이 특정 부위에 발생하게 되기 때문이다. 그래서 지진으로 인해 집이 붕괴되는 영상을 보면 약해진 쪽으로 무너지는 것을 볼 수 있다.

인체도 비슷하다. 이상적인 정렬 상태는 각각의 뼈들이 가장 안정적으로 서로 맞물려 위치한 상태이다. 그리고 두 개의 뼈가 관절을 이루는 상태에서 서로 최대한 접촉하고 있는 상태를 말한다. 온몸의 관절이 서로 최대한 접촉하고 있는 상태가 가장 안정적인 자세다.

관절의 안정성이 높으면 그것을 유지하기 위한 에너지 소모가 적다. 그리고 가장 안정된 상태는 큰 힘을 쓸 수 있도록 만들어주며, 관절이 받는 부하를 분산시켜 손상을 최소화한다. 물론 나쁜 자세에서도 인체는 힘을 쓸 수 있으나 손상을 받는 양이 커진다.

관절의 정렬 상태가 나쁘면 관절 사이의 공간이 좁아져 충격을 제대로 흡수하지 못하게 된다. 또한 결합조직의 수분이 빠져나가게 되면서 본래의 기능을 잃게 되고, 계속해서 손상을 입게 되면 관절이 뻣뻣하게 됨으로써 몸이 경고신호를 보내게 된다.

하지만 이런 신호를 무시하고 계속해서 평소처럼 움직이게 되면 신체는 보상작용을 하여 일시적으로 충격을 덜 받는 자세로 바꿔 움직이게 된다. 잠깐 동안은 괜찮지만 계속된 보상작용으로 인해 결국은 다른 부위도 과부하를 받아서 문제가 나타나기 시작한다. 그리고 이런 문제가 개선되지 않는 상태로 계속 시간이 흘러가면서 한계에 다다른 부위에 통증을 일으켜 위험경고를 주게 되는 것이다. 이미 이런 상태가 되었다면 다른 부위도 문제가 많이 생겼다고 볼 수 있다. 뒤늦게 치료를 하게 되면 시간과 돈이 더 많이 소모된다.

타이어가 펑크 난 자전거를 생각해보면 쉽게 이해할 수 있다. 펑크가 났더라도 자전거를 탈 수는 있다. 하지만 그런 상태에서 타게 되면 휠이 직접 충격을 흡수해야 한다. 즉 타이어뿐 아니라 휠까지 전부 바꿔야 하는 상황이 되는 것이다.

인체는 뼈들이 이상적으로 잘 맞물려 관절을 통해 연결되도록 설계됨으로써 최상의 기능을 발휘할 수 있다. 다르게 생각해보면 기능적으로 문제가 있다는 것은 뼈들이 이상적인 상태로 관절을 이루어지지 못하고 있다는 것이다. 즉 자세가 바르지 못하면 기능에 문제가 생긴다.

무릎의 외측에 비해 내측 손상이 커져 문제가 생기게 된 사람들을 살펴보면, 발이 정면을 향하는 상태로 걷는 게 아니라 발끝이 바깥으로 향하는 팔자걸음을 걷는다. 이렇게 걸을수록 전방십자인대와 내측에 위치한 반월판 같은 조직에 큰 부하가 생겨 시간이 지날수록 무릎 내측에 통증을 일으킨다.

뼈들을 움직이기 위해서는 뼈에 붙어 있는 근육들이 움직여야 한다. 뼈에 붙은 근육들이 수축하면서 뼈들을 움직이게 만든다. 평소 움직임 범위가 너무 크면 가동성은 좋지만 안정성은 떨어진 상태다. 반대로 움직임 범위가 너무 작으면 안정성은 좋지만 가동성은 떨어진 상태이다. 뼈가 부러져 깁스를 하고 나서 풀게 되면 오랫동안 움직이지 않아 조직들이 굳어버려 움직임에 제한이 생기게 되는 것처럼 정상적인 움직임 범위에서 몸을 안정적으로 움직일 수 있는 것이 건강한 움직임이다.

나는 4~5살 된 아이들이 가장 이상적인 몸 상태를 가지고 있다고 생각한다. 정렬 상태도 좋고 움직임의 범위도 완벽하며 그를 바탕으로 큰 힘을 쓸 수 있다. 아이들의 몸을 만져보면 말랑말랑하면서도 탄력이 있다. 4~5살 된 아이들을 만져보고 본인의 몸을 만져보며 비교해보라. 너무 딱딱하거나 탄력이 전혀 없는 상태일 경우일 것이다.

뼈의 정렬 상태도 중요하지만 뼈를 움직이는 조직의 긴장 또한 중요하다. '자세가 나빠 뼈의 정렬이 바르지 않게 되면 기능에 문제가 생긴다.(유튜브 'The benefits of good posture - Murat Dalkilinc'를 시청해보자.)'라는 말은 '뼈의 정렬'은 뼈의 구조적인 형태, 뼈와 뼈가 만나는 관절의 상태뿐 아니라 주위 조직의 긴장도까지 다 포함된 것이다.

힘을 빼고 누워 있으면 몸은 이완을 하고 있는 상태이다. 그런데 대부분의 사람들은 이완을 하고 있다고 생각을 하지만 실제로 근육은 계속 긴장을 하고 있다. 이런 사람들은 이미 근육을 스스로 조절하지 못하는 상태다. 평상시 계속 긴장된 상태로 있다 보면 근육이 수축만 하게 되어 이완을 하지 못하는 상태가 된 것이다.

그들은 자신이 힘을 빼지 못하는 상태라는 걸 스스로 인지하지 못한다. 이것이 가장 큰 문제다. 병원에 오는 환자들 대부분은 근육이 긴장되어 있다는 문제에 대해서는 인식하지 못한다. 그저 평소 통증이 없다는 이유로 자신이 건강하다고 생각한다. 특히 남자들이 그렇게 생각하는 경향이 강한 것 같다. 신체 내구력이 좋아서 통증 없이 잘 견디고, 통증이 없기 때문에 아프지 않다고 생각한다.

이상적인 몸으로 완전히 돌아갈 수는 없다. 하지만 건강한 상태로 되돌아갈 수는 있다. 에너지가 넘치고 아프지 않고 편하게 잘 움직이고 항상 웃음을 잃지 않는 그때로 말이다.

무엇보다 중요한
기본적인 움직임

아기들이 태어나면 울음을 터트려 호흡을 시작하고, 누운 상태로 지내다가 눈을 뜨고 시선을 따라 목을 움직인다. 그리고 몸에서 가장 멀리 있는 손과 발을 입으로 가져다 빨면서 코어의 안정성을 증가시킨다. 이어 멀리 있는 물건을 잡기 위해 노력하다가 뒤집기를 하고 어느 날 네 발로 기기 시작한다. 더 높은 곳의 물건을 보기 위해 의자나 식탁을 잡고 런지자세를 취하며 일어나기 시작하고, 일어섰다 앉기를 반복하면서 바로 서기 위한 준비를 한다.

아이는 만 번의 넘어짐을 통해 걷기에 성공한다. 걷는 것이 안정되면 좀 더 빨리 걷다가 뛰게 된다. 점점 더 어려운 움직임에 도전하게 되는 것이다. 이런 과정을 통해 몸의 협응력과 균형, 안정성, 민첩성 등을 자연스럽게 훈련하게 되는 것이다.

뛰어다니는 아이들의 모습을 보라. 아주 이상적인 자세로 움직이고, 가르쳐주지 않아도 딥 스쿼트 자세를 완벽하게 실행한다.

자연스럽게 무리 없이 움직일 수 있다는 것은 우리 인체가 그러한 움직임을 할 수 있도록 만들어졌다는 것을 의미한다. 태어날 때 기본적인 움직임을 완벽하게 할 수 있게 프로그램 되어 있는 상태인 것이다.

아이들은 친구들과 함께 지면이 울퉁불퉁한 산과 들을 뛰어다니며, 불안한 자세를 컨트롤하며 최대한 안정된 상태로 속도를 내면서 달린다. 이렇게 놀면서 다양한 부하를 주어 몸을 발달시킨다. 기본적인 움직임에서 점점 복잡한 움직임을 연습하게 되는 것이다. 어릴 때 습득한 기본적인 움직임을 조합하고 변형해 좀 더 어려운 움직임을 할 수 있다.

하지만 앉아 있는 시간이 많아질수록 복잡한 움직임을 연습할 수 있는 기회는 줄어들게 되며, 사용하지 않는 뇌의 프로그램이 지워지면서 자연스럽게 배운 기본적인 움직임을 잊어버리게 된다.

복잡하고 어려운 움직임은 기본적인 움직임의 변형과 조합이라고 했다. 기본적인 움직임 요소가 빠지게 되면서 여러 움직임에 문제가 생긴다. 문제가 생긴 몸은 보상작용을 통해 개선하려고 하지만 몸은 점점 더 문제가 생기게 되는 사이클을 형성하게 된다. 이런 몸 상태에서 더 빠른 속도와 더 큰 무게의 부하를 주는 스포츠 활동은 오히려 몸을 더 빨리 망가트리게 될 것이다. 기본적인 움직임을 잃어버린 상태에서 운동을 하게 되면 바른 자세로 운동을 하는 것이 힘들다.

스포츠를 배우기 시작하는 과정에서 특정 기술을 연습하게 되면 그 기술만 향상된다. 그러나 그 특정 기술을 사용할 때의 부족한 움직임을 찾아 연습하게 되면 특정 기술뿐만 아니라 부족한 움직임에 연관된 복잡한 움직임들까지 같이 좋아진다. 그렇기에 우리는 복잡한 운동도 좋지만 잃어버린 기본 움직임을 다시 되찾는 데 노력을 기울여야 한다.

바닥과 가까울수록, 바닥과 접촉면이 넓을수록 안정성이 증가한다. 안정성이 증가된 상태에서 기본적인 움직임을 연습해보고 완벽한 움직임이 나오면 조금씩 안정성을 줄이면서 움직임을 테스트하면 된다. 바로 눕거나 엎드린 자세, 네발 기기 자세, 한쪽 무릎을 꿇은 자세, 양쪽 무릎을 꿇은 자세, 선 자세로 안정성을 줄이면서 테스트하고 훈련을 하면 된다.

인체 관절의
움직임 특성

뼈의 형태를 보면 기능을 유추해볼 수 있다. ball & soket 관절인 어깨와 고관절을 살펴보면 움직임이 큰 형태의 관절이라는 것을 알 수 있다.

각각의 뼈는 기능에 맞는 형태를 가지고 설계되었다. 예를 들면 발목은 가동성, 무릎은 안정성, 고관절은 가동성, 요추는 안정성, 흉추는 가동성, 견갑골은 안정성, 어깨는 가동성의 특성을 가지고 있다.

아기는 가동성만을 가지고 태어난다. 그 후에 다른 곳을 쳐다보기 위해 중력에 대응해 목을 움직이면서 목의 근육이 훈련되고 점점 목의 안정성이 증가하기 시작한다. 허리와 발바닥도 마찬가지로 네 발 기기와 서기를 통해 안정성을 획득한다. 그러면서 요추와 발바닥의 아치가 형성된다.

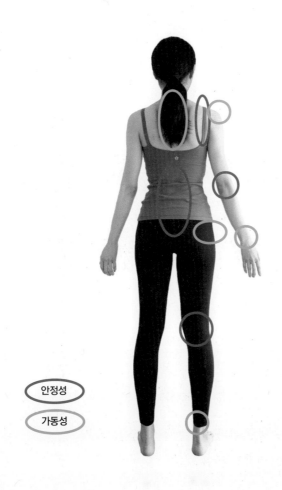

안정성

가동성

흉추는 폐와 내부 장기의 보호를 위해 갈비뼈가 같이 붙어 있으므로 처음부터 다른 관절에 비해 안정성이 높다. 좌우 12개의 갈비뼈와 만나 관절을 만드는 흉추는 관절이 많고 복잡한 구조물이므로 움직이지 않으면 다른 관절들보다 빨리 굳어진다. 그래서 더욱 더 움직이면서 가동성을 가져야만 하는 것이다.

견갑골은 흉추 위에 떠 있는 관절이다. 연결된 뼈는 쇄골밖에 없다. 아주 적은 관절 면을 가지는 불안정한 관절이다. 어깨 관절을 움직이기 위해서는 우리가 날개뼈라고 부르는 견갑골이 안정적으로 지지를 해 줘야 어깨의 가동성이 제 역할을 할 수 있는 것이다.

우리 몸은 움직이기 위해 설계되었다고 했다. 그런데 움직이지 않으면, 각각의 관절이 역할을 제대로 못하게 된다면 어떻게 될까?

관절을 움직이는 것은 근육이다. 관절이 움직이지 않으면 근육을 싸고 있는 근막과 함께 근육도 뻣뻣하게 굳는다. 근육이 연결된 뼈까지 영향을 받아 관절도 뻣뻣해지면서 정상 범위의 움직임이 나오지 않게 된다. 관절과 함께 관절을 싸고 있는 막까지 영향을 받게 되면 이미 그 주위 조직도 함께 뻣뻣하게 굳어 있을 것이다. 움직임이 없어진 부위를 관장하는 뇌 지도까지 지워지게 되면서 몸에는 더욱 더 문제가 생긴다.

40대 남성들이 오랜만에 운동을 하다가 많이 다치는 경우가 많다. 왜 그럴까?

10~20 초반 나이일 때 유연한 발목을 가지고 축구를 하다가 바쁜 20~30대를 지나 40대가 되어 오랜만에 회사 체육대회에서 축구시합을 하게 되었다고 해보자.

뇌 지도 중에 그동안 사용하지 않던 움직임은 지워지고 근육도 관절도 전과 달리 뻣뻣하게 굳은 상태이다. 이런 상태에서 머리에 기억된 젊은 날의 움직임을 해보려고 하다가 큰 부상을 입게 되는 경우가 많다. 즉 뛰다가 급정거를 하면서 생각보다 뻣뻣하게 굳은 발목이 유연하게 힘을 분산시키지 못하면서 발목에 큰 부하가 걸리게 된다. 이때 발목 부위로 모든 부하를 받아들이게 되면 인대가 끊어질 것 같으니 보상작용으로 안정성 관절인 무릎이 충격을 분산하기 위해 순간적으로 가동성 역할을 하게 된다. 무릎은 십자인대와 측부인대로 안정성을 유지하고 있는데, 순간적으로 안정성에서 가동성으로 기능이 바뀌게 되고 그 결과 무릎이 돌아가면서 인대가 끊어지게 된다.

컴퓨터를 많이 하게 되면 시선은 고정되고 목은 앞으로 빠지게 되고 이상적인 정렬선을 벗어날수록 목에 더 큰 부하가 걸려 목의 근육이 큰 스트레스를 받게 된다. 매일 반복되는 생활에 계속 목에 스트레스를 주는 상황이 되면서 문제는 점점 커진다. 경추에 연결된 어깨 근육도 영향을 받아 굳어지고 긴장되면서 어깨는 라운드 형태가 되고 어깨 관절까지 나쁜 영향을 미치게 된다.

이처럼 각각의 관절 기능이 바뀌면 몸에 문제가 생기게 된다.

관절이 각각 형태에 맞는 원래의 기능을 되찾을 수 있다면 잃어버린 움직임을 회복하고 아프지 않고 건강하게 삶을 영위할 수 있을 것이다. 문제가 있는 관절을 테스트 해보고 원래 기능에서 벗어난 관절을 다시 제 기능을 하도록 되돌리게 되면 통증에서 벗어나 건강을 되찾을 수 있게 될 것이다.

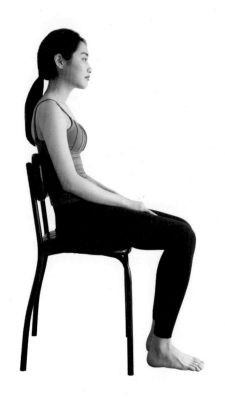

등받이에 등을 기댄 채 머리를 앞으로 내민 자세를 계속 유지하고 있다면 계속해서 의식적으로 이상적인 몸의 정렬선을 가진 올바른 자세를 취할 수 있도록 노력해야 한다.

통증이 없다고
건강한 것일까?

우리 몸은 자가치유 능력을 가지고 있다고 했다. 어떤 부위에 부상을 당하게 되면 다른 부위에서 보상작용을 하면서 스스로 부상 부위를 회복시킨다. 우리가 신경 쓸 필요도 없이 몸이 스스로 알아서 치유하고자 노력하는 것이다.

하지만 부상이나 나쁜 자세로 인해 오랜 시간 동안 미세한 손상이 계속 쌓이게 되면 더 이상 견딜 수 없는 상황이 되고, 그런 단계에 이르게 되면 위험 경보를 울린다. 이 위험 경보가 바로 불편함, 뻣뻣함 또는 통증이다. 현재 통증이 없다고 해서 몸이 건강한 상태는 아니라는 것이다.

건강은 건강할 때 지켜야 한다. 왜냐하면 건강한 상태를 유지하는 것이 이미 통증이 나타난 상태에서 회복하는 것보다는 훨씬 쉽기 때문이다. 한 번 심한 불편을 느끼게 되거나 통증이 나타나면 치료를 하는 데 많은 시간과 돈이 들어간다. 통증이 극심해진다면 직장생활이나 일상생활 또한 온전히 할 수 없을 것이다. 대부분의 사람들은 이것이 얼마나 불편한 상황인지 직접 겪어보지 않으면 알지 못한다.

통증은 경고 시스템과 같다. 응급상황이 발생하면 위험경고로 알려주는 우리 몸이 가지고 있는 필수적인 시스템이다. 이 신호를 무시하게 되면 더 큰일이 생길 수 있다. 따라서 몸이 주는 신호에 민감해져야 한다.

처음엔 불편을 느끼게 되고, 몸이 무겁고, 뻣뻣해지고, 뭉치는 것 같은 느낌을 갖게 된다. 그리고 약한 통증으로 이어지게 되며, 시간이 좀 더 경과하면 갑자기 매우 강한 통증이 생기거나 한번 통증이 발생하면 오랫동안 지속되는 상황이 발생한다. 몸의 상태가 점점 더 나빠지는 것이다.

통증이 사라지면 몸이 다시 건강해진 것으로 생각하는 경우가 많다. 하지만 응급 상황에 벗어나 통증이라는 증상만 사라진 것이다. 건강해진 것으로 착각해 원래의 패턴으로 돌아가면 전보다 더 큰 통증이 찾아오는 상황이 생기게 된다.

몸이 표현하는 소리에 귀를 기울여 잘 들어야 한다. 건강이 더 나빠지면서 생기는 통증도 있지만 몸이 더 건강해지면서 느끼는 통증도 있다. 폼롤러나 라크로스 볼 및 다른 도구를 이용해 몸을 이완시키는 동작을 할 때도 통증이 나타난다. 너무 아프게 하는 것보다는 조금 아픈 정도 또는 기분 좋을 정도로 몸을 이완하면 점차 통증도 줄어든다. 이런 통증은 몸을 좋아지게 만드는 통증이므로 어느 정도는 참고 풀면 도움이 된다.

몸을 이완시키고 나서 기존의 통증이 사라지고 다른 부위에 통증이 생기기도 한다. 우리 몸은 가장 심각한 문제가 있는 부위에 통증이라는 신호를 준다. 하지만 스스로 관리하면서 제일 심각한 부위가 견딜 만한 수준으로 바뀌면 몸은 다시 그 다음으로 심각한 부위를 찾아서 통증이란 신호를 보낸다.

이런 식으로 몸이 점차 회복을 하면 몸의 변화를, 몸의 신호를 잘 느낄 수 있게 된다. 스스로 몸의 변화를 잘 느낄 수 있으면 몸이 표현하는 작은 신호에도 반응하면서 몸을 관리할 수 있게 된다. 몸이 회복되는 것인지 아닌지를 알고자 하면 스스로 관리하기 전과 관리를 시작한 뒤의 변화를 살펴보면 알 수 있다. 통증 강도가 전보다 더 심해졌는지 나아졌는지, 통증 지속시간이 길어졌는지 짧아졌는지, 몸 컨디션이 전보다 나아졌는지 등을 살펴보면 건강이 향상되고 있는지 아닌지를 알 수 있을 것이다.

다시 한 번 이야기하지만 몸이 전하고자 하는 말에 민감하게 반응해야 한다. 뻣뻣하게 굳은 곳과 통증 부위 그리고 그 주변을 도구를 이용해 이완시키고, 이완된 근육을 스트레칭 한다. 근육이 늘어나 관절이 조금 느슨해지면 관절의 움직임을 극대화시킨다. 뻣뻣하게 굳은 상태의 몸을 기억하는 뇌에 전보다 더 크게, 더 잘 움직이는 패턴을 새롭게 입력시켜야 한다. 그렇게 함으로써 혈액순환도 잘 되고 잃어버린 움직임도 회복할 수 있다. 통증이 사라지더라도 관절과 뻣뻣하게 굳은 근육은 숨어 있는 위험인자이므로 늘 관심을 가지고 살펴봐야 할 것이다.

통증 환자들의 연령이
점점 낮아지는 이유는?

내가 처음 물리치료사로 일을 시작했을 때는 환자들 연령층이 주로 40 대 이상이었다. 15년이 지난 지금은 심한 통증으로 일상생활에 불편을 겪는 중·고등학생들도 많아졌고, 심한 경우에는 30분만 앉아 있으면 통증이 극심해서 서서 수업을 듣는다는 환자도 있었다. 요즘에는 통증 때문에 도수치료를 받는 20대 후반, 30대 초반의 직장인들도 많아지고 있는 추세다.

대한민국은 급속한 발전을 이룩한 나라다. 그러다 보니 산업구조상 한 자세로, 하루 종일 특정한 동작으로 반복 작업을 하거나 의자에 앉아 일하는 직장인들이 많아졌다. 아이들도 다르지 않다. 어린 나이부터 의자에 앉아 있는 시간이 많다. 20, 30대 하다못해 10대부터 통증을 달고 사는 사람들이 많아진 이유다. 어릴 때부터 오랫동안 앉아 있는 시간이 많아지고 성장해서는 일주일에 40시간이 넘도록 앉아서 일을 하니 당연한 결과다.

인체는 정신과 육체적 상태, 환경, 움직임 패턴, 음식물 섭취 등에 따라 큰 영향을 받는다. 육체적인 상태와 움직임에 대해서는 앞에서는 앞에서 이미 여러 번 이야기를 했으므로 이제부터는 나머지 부분에 대해서 간략히 이야기해보도록 하겠다.

음식물은 인체에 지대한 영향을 미치는 요소다. 문제는 현대인들이 자주 섭취하는 정크 푸드와 조미료가 많이 들어가 있는 음식들이다. 이와 같은 식습관으로 인해 대장암 환자가 크게 증가했다.

한쪽은 정크 푸드, 다른 한쪽은 과일과 채소를 동일한 양 또는 칼로리로 맞춰 먹는다고 가정해보자. 어느 쪽이 우리 몸에 더 좋을까? 당연히 후자가 더 몸에 좋을 것이다.

정신적인 스트레스가 통증의 원인이 되기도 한다. 심한 스트레스를 받고 난 뒤 전에는 느끼지 못했던 증상이 생기기도 하는데, 위가 아프다든지 소화가 잘 안 된다든지 가스가 많이 차면서 배가 딱딱해진다든지 하는 증상들이다.

나이가 아직 젊다면 스트레스에 견딜 수 있는 능력이 좋아 어느 정도의 스트레스와 육체적 불편함은 이겨낸다. 그러다가 견딜 수 없는 한계점에 도달하면 갑자기 심한 통증을 일으킨다.

댐을 예로 들어 생각해보자. 저수량이 큰 댐이 더 많은 물을 감당할 수 있다. 몸도 마찬가지다. 젊은 나이에는 신체적으로 아직 강하기 때문에 많은 양의 스트레스와 육체적 불편함을 견딜 수 있다. 하지만 큰 댐이 무너지게 되면 그 피해도 역시 커질 수밖에 없는 것처럼 몸 역시 마찬가지다.

환경적인 요소도 몸에 영향을 끼친다. 최근 미국에서는 환경적 요인이 인체에 어떤 영향을 미치는지에 관한 연구가 있었는데, 그 연구를 통해 유치원에서 마음껏 움직이던 아이들이 초등학교에 입학해 의자에 앉아 있는 시간이 길어지면서 움직임 패턴이 바뀌게 된다는 사실을 알게 되었다. 즉 앉아 있는 시간이 길어지면서 본능적이고 기본적인 움직임 프로그램이 삭제되는 일이 발생하였고, 높은 수준의 움직임 프로그램이 작동할 수 없게 된다는 것이다. 높은 수준의 움직임은 기본적인 움직임을 토대로 하기 때문이다.

기본적인 움직임 프로그램이 삭제되면 기본적인 움직임도 작동을 하지 않게 된다. 피라미드의 제일 꼭대기가 높은 수준의 움직임이라면 바닥을 이루는 것은 기본적인 움직임이라고 생각하면 된다. 바닥을 이루는 일부분이 없다면 피라미드가 제대로 구성될 수 없다.

　요즘에는 본능적이고 기본적인 움직임을 잃어버린 후에 돈을 주고 레슨을 받아가면서 다시 습득하는 경우도 자주 본다. 어릴 때부터 오랫동안 앉아 있으면서 몸의 정렬이 무너지고, 보상적인 움직임이 많아지면서 전보다 더 많은 육체적 스트레스를 받는 경우도 있고, 30분만 앉아 있어도 통증을 느껴 공부에 집중할 수 없는 중학생, 6살인데도 벌써 측만증을 가지고 있는 아이들도 있다. 모두 기본적인 움직임을 잃어버렸기 때문이다.

　과거와 달리 요즘은 육체적인 스트레스에 더해서 학업성적과 대입, 대학의 평점, 취업준비, 직장에서의 스트레스 등 정신적인 문제가 건강에 악영향을 끼치는 경우도 점점 더 많아지고 있는 것 같다.
　'육체와 정신은 서로 영향을 주고받는다.' 지속적인 정신적, 육체적 스트레스는 우리 몸이 스스로 회복할 수 없게 만든다. 거기다 자연으로부터 얻는 음식물보다 가공된 음식물을 더 많이 섭취하고 있는 것도 건강에 그림자를 드리운다. 이 모든 것들이 과거와 다르게 우리에게 나쁜 영향을 주고 있는 요소들이다. 과거와 달리 통증 환자의 연령대가 낮아지기 시작한 것은 바로 이 때문이다.

통증이 있어도
운동은 해야 한다?

통증은 위험경고를 울려 건강을 지키기 위한 대책을 세우라는 신호라고 말했다. 통증은 어떤 특정 부위가 자극을 받고 있다는 의미다. 따라서 통증을 계속 일으키는 동작은 중단해야 한다. 통증을 일으키는 동작을 계속해서 하게 되면 몸은 통증에 민감해진다. 그래서 작은 자극에도 쉽게 흥분해 쉽게 통증을 느끼게 되는 몸이 된다. 계속된 통증은 습관이 되고, 통증이 더 악화되고, 오래 지속될 것이다.

인체는 무의식적으로 통증을 느끼게 될 위험을 피한다. 날카로운 칼날이나 뜨거운 물이 튀면 스스로를 보호하기 위해 반사적으로 피하는 것이 그것이다. 신체 내부에서 통증을 느껴도 우리 몸은 자연스럽게 통증 없이 움직이고자 보상작용을 한다.

예를 들어 발목을 삔 채로 걷게 되면 자연스럽게 아픈 발목에 체중이 실려 지면에 딛는 시간을 최대한 줄이려고 한다. 그래서 절뚝거리며 걷게 되는 것이다.

기계와 달리 우리 몸은 스스로 치유하는 시스템이 있다고 강조했었다. 이 말은 아픈 부위를 가만히 안정시켜야 스스로 몸을 빨리 회복할 수 있다는 의미다. 따라서 우리 몸은 몸을 회복시키기 위한 보상작용을 하는데, 이것은 아픈 부위에서 담당하던 기능을 다른 부위가 대신해 주는 것을 말한다.

몸이 회복하는 동안 보상작용은 굉장한 이점이다. 하지만 몸이 회복되었음에도 불구하고 계속 보상작용을 하는 경우에는 문제가 생긴다. 다른 부위에서 계속해서 보상작용을 하게 되면 그 부위에 많은 스트레스를 받게 되기 때문이다. 그리고 곧 2차적인 통증을 발생시킨다.

보상작용의 움직임이 오래 지속되면 뇌는 몸에 새롭게 적응시킨다. 좋은 움직임이든 나쁜 움직임이든 오랜 시간을 행하게 되면 뇌는 그 움직임을 받아들이게 되고 프로그램으로 만들어 자연스럽게 움직임으로 이어지도록 만든다. 그래서 좋은 움직임을 자주 많이 해야 한다. 통증을 줄이고 보상작용 기간도 짧게 만드는 것이 좋다. 긴장된 근육을 이완하고 혈액순환을 증진시키면 통증이 줄어들게 되고 통증이 줄어들면 보상작용의 움직임도 덜 하게 될 것이다.

통증이 있으면 근력이 약해진다. 그리고 통증이 고유수용감각보다 우선시 되면 고유수용감각은 뒤로 밀리면서 우리 몸의 인지를 덜 하게 된다. 이 상태에서 운동을 하게 되면 부상의 위험이 증가한다.

통증이 있으면 완벽한 움직임을 할 수 없다. 통증이 있으면 재활을 할 때 운동 패턴을 고치기 위한 움직임 재교육을 시키기 힘들다. 또한 통증이 없는 부위에서도 보호적인 움직임 패턴이 일어나므로 원하는 움직임이 원활하게 이루어지지 않는다. 병원에서 보통 통증이 생긴 환자들이 운동을 하는 대신 가만히 쉬도록 하는 것은 이 때문이다. 그리고 운동이나 움직임으로 인해 통증이 더 악화되는 경우도 있다.

만약 꼭 움직여야 한다면 가능한 통증을 일으키지 않도록 유의해야 한다. 통증을 느끼지 않을 정도로 부하를 주지 않으면서 천천히 움직이는 것이 좋다. 그리고 운동을 하는 도중에 통증이 생기면 즉시 동작을 멈추거나 통증이 일어나지 않도록 다른 동작으로 바꿔야 한다. 특정한 동작에서 통증이 있을 때는 단계적으로 통증이 없는 상태를 만든 다음, 반복적으로 움직이도록 한다. 그러면 뇌에서는 처음 통증을 느끼던 동작을 위험한 움직임이 아닌 것으로 인지한다. 통증이 나타나는 특정 동작을 통증 없이 계속 움직인다면 뇌에서는 통증을 느끼지 않을 것이다.

통증이 있을 때는 절대로 운동을 하지 말라. 운동을 하고 난 뒤 집으로 돌아갔을 때 통증이 생긴다면 운동량이 많아서이므로 운동량을 조절해야 한다.

통증과 휴식의
상관관계

인체의 신경계는 체성신경계와 자율신경계로 나눌 수 있다. 체성신경계는 우리 몸을 의지에 따라 움직일 수 있는 근육을 조종하고, 감각정보를 받아들인다. 자율신경계는 자율적으로 내장기관을 제어하고, 교감과 부교감신경으로 나뉜다.

교감신경은 우리가 흥분한 상태일 때 우리 몸을 지배한다. 예를 들어 집에 불이 나거나 위급한 상황이 되면 동공이 확장되고, 심장이 더 빨리 뛰고, 피가 근육으로 집중되는 등으로 몸을 빠르게 움직일 수 있도록 만들어준다.

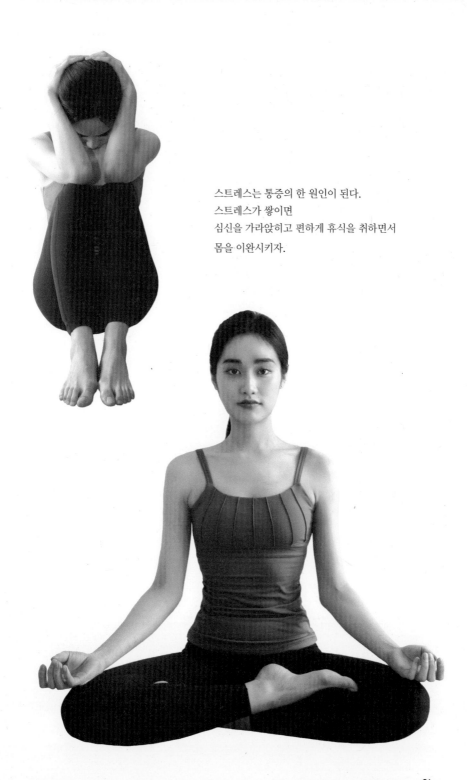

스트레스는 통증의 한 원인이 된다.
스트레스가 쌓이면
심신을 가라앉히고 편하게 휴식을 취하면서
몸을 이완시키자.

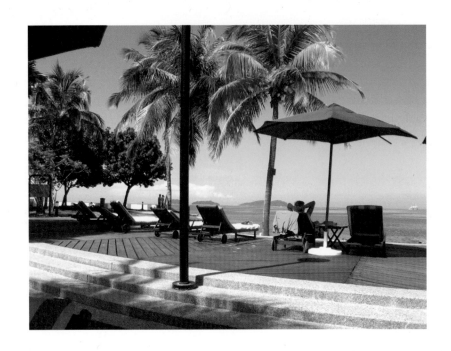

　부교감신경은 우리가 따뜻한 날씨의 바닷가에서 선글라스를 끼고 그 늘에 누워 시원한 음료를 마시면서 충분히 이완되어 쉬고 있을 때처럼 소 화도 잘되고 잠도 잘 이루는 상태일 때 우리 몸을 지배한다.

　깨어 있는 시간이 많기 때문에 우리 뇌를 좀 더 많이 차지하고 있는 것 은 교감신경계이다. 모든 운동이나 악기를 배울 때 계속 힘을 빼라고 하는 이야기를 많이 하지만 이완하는 게 어려운 것은 바로 부교감신경이 몸의 이완을 담당하고 있는 까닭이다.

　이완은 많은 훈련과 노력을 통해서만 이룰 수 있다. 이완을 함으로써 우리 몸을 정상적인 상태로 만들고 신체의 화학적 균형을 유지할 수 있다. 또한 상처를 입은 세포와 조직을 회복시키고, 성장시키며, 통증을 줄여준 다. 우리가 몸을 이완시키는 방법을 배우고 그렇게 할 수 있도록 노력하는 이유다. 조용한 곳에서 마음을 편안하게 중력에서 벗어나 힘을 빼고 누워

호흡에 집중하는 것만으로도 이완을 할 수 있다. 더 나아가 앞으로 배우게 될 셀프 마사지를 하게 되면 더욱 더 큰 효과를 보게 될 것이다.

우리 몸은 휴식을 통해 회복을 하거나 스트레스에 견딜 수 있게 준비한다. 따라서 우리 삶에서 충분한 휴식은 꼭 필요한 일이다.

하지만 요즘 우리들은 몸이 회복할 수 있는 시간을 줄여서 일을 하고 공부를 하고 있다. 회복을 할 수 있는 시간이 없으니 몸은 더 빨리 망가지기 시작한다. 인체는 내구력이 좋아서 웬만한 스트레스는 스스로 회복시키려고 한다. 젊은 나이일수록 내구력도 좋지만 내구력만으로는 감당할 수 있는 수준을 넘어서는 스트레스를 받게 되면 통증으로 나타나게 된다. 반면에 나이가 들면 내구력이 떨어져 작은 스트레스에도 반응해 통증을 일으키게 된다.

회복할 수 있고, 더 강한 몸으로 바꾸기 위해서는 꼭 충분한 휴식, 특히 잠을 푹 자야 한다. 잠을 자는 동안 우리 몸은 집중해서 회복한다. 또한 잠의 질도 매우 중요하다. 질 좋은 수면을 취하기 위해서는 잠자리에 들기 전에 셀프 마사지를 해 주면 몸을 이완시켜 많은 도움이 된다.

결국은
자세가 문제다

앉아 있는 것은
흡연보다 해롭다

많은 연구를 통해 오래 앉아 있는 것이 흡연, HIV보다 위험하다는 사실이 밝혀졌다. 2시간 이상 계속해서 앉아 있는 자세를 취하게 되면 정형외과적인 문제는 물론이고 당뇨, 대사증후군, 암, 당뇨와 같은 질병에 걸리게 될 확률도 커진다고 한다. 인체는 움직이도록 만들어졌고, 움직였을 때 몸의 기능, 생리적인 현상이 정상적으로 작동한다.

또 다른 연구에서는 규칙적인 운동보다도 우리 몸에 더 긍정적인 영향을 주는 것은 앉아 있는 시간과 관련이 있다고 했다. 앉아 있는 시간을 줄이려면 자주 움직여야 한다. 일을 하는 동안 다른 자세로 자주 바꿔주고 짧은 시간이라도 다양한 움직임을 자주 해 주면 좋을 것이다.

NEAT라고 불리는 비운동 활동산열(Non-Exercise Activity Thermogenesis)이 있다. 정기적인 운동은 아니지만 움직임을 통한 활동을 말한다. 예를 들어 계단을 걸어서 오르고, 점심시간에 앉아서 쉬는 대신 가벼운 산책을 한다거나 서서 일을 한다거나 한 정거장 정도는 차를 타지 않고 걷는 것 등을 말한다. NEAT가 높으면 체지방이 느는 걸 방지할 수 있고, 날씬한 몸매를 유지하는 데도 큰 도움이 된다. 또한 몸의 지방을 빨리 태우게 되고, 업무시간에 더 집중할 수 있다고 한다.

NEAT를 높이는 움직임을 해보자!!

편하게 앉아 있으면 몸은 자연스럽게 C자 모양이 된다. 편하다고 느껴지는 자세로 장시간 앉아 있으면 횡격막이 눌리면서 약해진다. 더 많은 공기를 받아들이기 위해 호흡이 가빠지고, 기도가 확장되고, 스트레스 호르몬과 아드레날린이 분비되면서 심장박동수가 증가된다. 그리고 교감신경이 활발해지면서 몸은 긴장하게 되고 소화기능이 떨어진다.

앉아 있을 때는 하체의 근육을 사용하지 않게 된다. 움직이지 않으면 몸의 기능, 생리적으로도 문제가 생기게 된다. 하체는 근육을 사용을 하지 않음으로써 골반과 주변 조직, 고관절, 무릎, 발목, 발에 문제가 생기게 되고, 상체는 너무 긴장을 함으로써 문제가 생긴다. 시간이 지날수록 통증이 생길 확률이 높아진다.

만성통증과 함께 2년 동안 생리현상이 멈춘 여성이 환자로 온 적이 있었다. 그녀는 오랫동안 사무직으로 일한 이력이 있었다. 치료와 운동을 통해 긴장된 곳을 찾아서 풀어주고 몸의 움직임을 찾도록 운동시켰다. 그렇게 어느 정도의 시간이 지나자 만성통증도 사라지고 몸의 기능 또한 다시 정상으로 돌아와 생리현상도 다시 일어나기 시작했다.

움직이지 않는 정적인 생활 패턴은 우리 몸을 약하게 만들고, 기능을 떨어뜨리고, 통증과 질병을 유발시킨다. 우리 몸은 어떠한 자세에도 적응한다고 하였다.

우리가 대부분 취하고 있는 자세가 앉기다. 하체 근육이 장시간 사용되지 않고, 근육이 움직이지 않으므로 혈액을 펌핑하여 심장으로 올려주지도 못하고, 관절이 구부러지는 무릎과 골반관절은 혈액순환이 잘 안 되고, 중력에 의해 피가 아래쪽으로 몰리게 된다. 이것이 바로 다리가 붓는 이유다. 대부분 여성의 경우가 많다. 남자들은 중·고등학교, 군대라는 곳에서 강제적으로 운동을 한다. 그래서 여자들보다 활동량이나 근육이 많아 덜 붓는다.

하루 이틀이 아니라 몇 년, 몇 십 년 동안 이렇게 앉아 있는 자세로 있다 보니 조금만 서 있거나 등받이 없는 의자에 앉게 되면 몸이 힘들다. 바른 자세를 유지하려고 하면 사용하지 않는 근육을 다시 사용해야 하기 때문에 불편하고 힘들다. 이것은 당연한 일이다. 따라서 조금씩 환경을 바꾸고 몸을 적응시켜 바른 자세를 만들어야 한다.

바른 자세는 최소한의 에너지로 몸을 움직일 수 있도록 프로그램 되어 있고, 나쁜 자세는 에너지를 더 소모하게 만든다. 하루 종일 앉아 있으면 생각보다 에너지가 많이 소모된다. 저녁때만 되어도 피곤함으로 느끼고 일이든 공부든 만사에 의욕이 떨어지게 된다. 에너지가 없다보니 집중력도 떨어져 능률도 낮아진다.

바른 자세로 자주 움직일 수 있는 환경을 만들어 에너지 소모도 줄이고, 일의 능률도 올릴 수 있도록 해보자.

혈액순환과
면역력의 열쇠

혈관은 온몸 구석구석까지 퍼져 있다. 심장에서 온몸으로 가는 혈액은 풍부한 산소와 영양분을 포함하고 있어서 세포 활동에 필요한 에너지를 제공한다. 그리고 세포에 산소와 영양분을 공급한 혈액은 세포 활동 결과로 발생하는 노폐물과 이산화탄소를 수거해 다시 폐와 심장으로 보내 산소와 영양분으로 교환하게 된다.

혈액을 우리 몸 구석구석으로 보내는 것은 심장이지만 다시 심장으로 혈액을 되돌려 보내는 데는 근육도 한몫을 한다. 근육과 근육 사이사이에 혈관이 연결되어 있고 근육이 수축하면서 심장으로 혈액을 다시 보내는 역할을 하는 것이다. 따라서 잘 사용되지 않는 근육에 위치한 혈관의 피는 원활하게 순환을 하지 못한다.

자세가 무너지면 거기에 맞춰 근육들도 적응하며 사용되는데, 어떤 근육은 과도하게 사용되고, 어떤 근육은 덜 쓰이게 된다. 자세가 좋지 않으면 자세에 관여하는 근육은 계속 긴장하거나 이완되어 있다. 근육은 수축과 이완을 반복하며 혈액순환에 기여하고 있는데, 움직이지 않는 근육은 혈액순환에 도움이 되지 못한다. 그래서 바르지 않은 자세는 혈액순환에 좋지 않다.

혈액순환이 좋지 않으면 체온이 떨어질 수밖에 없다. 손발이 찬 경우, 암의 발생률이 증가하는 것, 여성들의 불임이 많아진 것도 혈액순환이 좋지 않기 때문이다. 심장에서 멀어질수록 혈액은 순환을 해서 돌아오기가 힘들다. 따라서 근육을 자주 많이 사용해야 혈액순환이 잘되어서 손발이 따뜻해진다.

오랜 의자 생활은 하체 근육을 쉬도록 만들었다. 그것은 곧 골반 및 주위 조직인 자궁의 혈액순환에 영향을 끼친다. 자궁의 온도가 조금만 떨어지게 되면 착상이 잘 되지 않는다. 이것이 불임의 원인이다. 암의 발병도 우리 몸의 조직 온도가 떨어진 부위에서 생긴다는 것을 알고 있는가? 몸이 이완되고 근육의 활동이 많아지면 손발이 차가웠던 사람도 따뜻하게 된다. 암의 발생률을 낮추고, 임신에도 도움이 된다.

우리 몸의 혈관은 동맥과 정맥, 모세혈관으로 이루어져 있다. 동맥은 심장에서 큰 압력을 가해 빠르게 온몸으로 피를 보내야 하므로 압력에 견딜 수 있도록 두께가 두껍고, 혈류 속도를 높이기 위해 정맥에 비해 혈관의 굵기가 가는 편이다.

정맥은 동맥에 비해 굵어서 커서 혈류의 속도가 느린 편이다. 그래서 심장으로 올라오는 힘이 약해질 수밖에 없다. 종아리를 제 2의 심장으로 부르는 이유는 종아리 근육이 수축해서 심장으로 피를 올려 보내기 때문이다.

모세혈관은 사지로 나아갈수록 수가 많아지고 심장에서 멀어지면서 혈류 속도가 떨어진다. 그래서 사지의 근육, 손과 발은 끊임없이 움직이면서 심장으로 피를 펌핑하도록 설계된 것이다.

몸을 많이 움직여야 먹고 살 수 있었던 조상들의 신체는 혈액순환이 원활했고, 신체에 싸이는 노폐물과 독소도 잘 배출할 수 있었다. 우리 또한 조상들처럼 인체가 설계된 목적에 맞게 움직여보자.

자세가 무너지게 되면 이상적인 자세에 비해 몸이 구부정해지고 측만증도 생기게 된다. 혈관도 자세에 맞춰서 구부러지거나 휜다. 강이 휘어지게 되면 강물의 안쪽과 바깥쪽 속도에 차이가 나타나 유속이 빠른 쪽에서는 침식이 일어나고 반대로 퇴적이 이루어지는 부분은 상대적으로 유속이 느리다. 인체에서도 똑같은 현상이 나타난다. 퇴적되는 강변 쪽에 해당되는 혈관 부분에는 찌꺼기들이 쌓이기 시작하고, 결국엔 혈류 속도가 느려지면서 상대적으로 온도가 낮아지게 된다. 나쁜 자세로 인해 혈관에도 문제가 생긴다. 혈관의 문제는 곧 혈액순환의 문제로 이어진다.

체온이 1도 떨어지면 면역력은 30%가 떨어진다. 암세포는 체온이 35도일 때 가장 활발하게 활동하고, 건강한 세포는 오히려 활동이 둔해진다. 면역력이 떨어지게 되면 감기, 방광염, 알레르기성 질환, 자가면역질환이 생길 확률이 증가한다. 우울증과 같은 정신질환도 기온과 체온이 낮아지는 오전에 증상이 심해진다.

하지만 체온이 1도 상승한다면 면역력은 500~600% 향상된다. 몸이 아플 때 열이 나는 현상은 면역력을 높이려는 지극히 자연스러운 반응이다. 백혈구의 능력이 향상되는 것이 곧 면역력의 증가를 뜻한다. 혈액순환이 잘되면 백혈구의 활동도 활발해진다. 우리 몸속의 효소도 면역력을 높이는 데 기여한다. 효소는 몸속에서 화학반응을 일으키는 촉매제 역할을 한다. 우리 몸에 일어나는 반응들, 예를 들면 음식의 분해, 흡수, 배출, 신진대사, 에너지 생성 등이 효소를 매개체로 일어나는 것이다. 효소는 체온이 37도일 때 가장 활발하게 반응한다.

자세가 좋아지고 움직임이 많아지면 혈액순환이 좋아진다. 그리고 혈액순환이 좋아지면 체온도 오르고 면역력도 증대된다.

나쁜 체형이
내부 장기에 미치는 영향

등이 구부정하거나 측만증이 생기게 되면 흉곽에 압박을 주게 되고, 이어서 흉곽 안에 있는 심장과 폐에 스트레스를 준다. 혈액을 통해 온몸에 산소와 영양분을 공급하는 역할을 하는 심장과 폐에 스트레스를 주는 것은 피하는 게 좋다. 심장과 폐에 압박을 가하는 엎드려서 자는 자세도 피하라고 하는 것은 이 때문이다.

측만증으로 인해 한쪽 폐가 압박을 받으면 폐의 움직임과 기능이 떨어지게 되고, 흉추와 갈비뼈의 움직임도 줄어들어, 관절을 굳게 만든다. 근육으로 형성된 횡격막도 영향을 받아 움직임이 줄고, 뻣뻣하게 굳는다. 나아가 횡격막에 붙어 있는 장기들에게까지 영향을 미친다. 장기들을 싸고 있는 막이 뻣뻣해지고 장기들의 움직임까지 줄어 원래의 기능과 역할을 못하게 된다. 그래서 변비와 소화불량 및 장기들의 이상 기능이 생기는 것이다.

원래 복강에 위치한 소화기계의 정상적인 기능은 음식물을 소화, 흡수하고, 혈액 및 인체조직을 생성하는 데 필요한 영양소를 만들고, 면역력을 높이는 데 기여하는 것이다. 그리고 노폐물과 독소를 변을 통해 내보내고, 효소와 비타민을 합성하는 역할을 한다.

자율신경은 우리가 의지에 따라 컨트롤 할 수 없다. 자율신경은 교감신경과 부교감신경으로 나뉘는데, 이 둘이 균형을 유지해야 인체의 기능 또한 균형을 이룰 수 있다.

예를 들어 자율신경이 지배하고 있는 내장기관을 생각해보자. 우리가 화장실을 갔을 때 편안함을 느껴야 배변도 잘 보게 된다. 스트레스를 받으면 장의 기능이 떨어지거나 항진되는데, 이것이 과민성 장증후군이다.

부교감신경이 교감신경보다 더 우위에 있어야 자율신경의 긴장이 풀리게 된다. 부교감신경은 잠을 잘 때, 소화를 시킬 때, 몸이 이완되도록 하는 신경이다. 현대 사회에서 살아가고 있는 우리들은 많은 일에 치이고 TV, 핸드폰, 컴퓨터와 접하면서 질 좋은 수면을 취하지 못하는 경우가 많다. 또한 잘못된 자세로 인해 항상 몸이 긴장되어 있는, 즉 교감신경이 우위에 있는 생활을 하고 있다.

움직임 부족, 나쁜 자세, 스트레스, 편식, 수면부족 등은 소화기계의 역할을 방해한다. 인체는 잠을 잘 때 스스로 신체를 회복시키는데, 깊은 잠을 자지 못하기 때문에 꿈도 많이 꾸고 자고 일어나도 피곤한 것이다.

혈액에 있는 산소와 혈중 호르몬을 통해 장내의 정보가 뇌로 전달되고, 그 정보를 통해 뇌에서 호르몬 분비를 조절한다. 하지만 나쁜 자세로 인해 장내에 원활한 혈액이 공급되지 못하게 되면 간에서 충분한 호르몬을 만들지 못하게 된다. 혈중 호르몬이 충분하지 않기 때문에 뇌로 정확한 정보를 보낼 수 없게 된다. 그리고 충분한 정보가 없기 때문에 장의 환경을 개선하지 못하게 되면서 내장기관의 상태는 점점 나빠진다.

신체의 움직임이 줄어들게 되면 장의 움직임도 줄어들게 된다. 이로 인해 변비를 초래하고 장내에 활성산소가 많아지면서 뇌에 산소가 충분히 공급되지 못하게 된다. 이것은 곧 뇌의 기능을 저하되게 만들어 뇌의 효율을 떨어뜨린다.

나쁜 자세가 나쁜 체형을 만들고 심장과 폐뿐만 아니라 소화기계까지 영향을 미치게 되어 혈액 생성과 면역력이 저하되고, 노폐물과 독이 몸에 쌓이게 되며, 효소와 비타민 합성까지 방해한다. 신체가 스스로 회복하도록 도와주는 자율신경계에 영향을 미치고 뇌의 기능까지 저하되도록 만드는 원인이 되는 것이다.

나쁜 자세 하나로 인해 업무능력과 학업능력까지 영향을 미칠 수 있다는 사실을 알게 된 지금 이 순간에도 좋지 않은 자세로 책을 읽고 있는 것은 아닌지 스스로 확인해보자. 내가 취하고 있는 자세에서 무엇이 잘못된 것인지 뒤에서 알아보도록 한다.

에너지 효율과
자세, 호흡, 이완

공급된 에너지가 얼마만큼 일을 하는지를 나타내는 비율을 효율이라고 한다. 문제가 있는 엔진은 제대로 힘을 내지 못하면서 더 많은 에너지를 소모한다. 이것은 지나친 낭비가 아닐 수 없다.

기술이 발달할수록 점점 더 효율이 좋은 기계들이 나온다. 인체를 매우 정교하게 만들어진 기계에 비유하자면, 바른 자세에서 최소한의 에너지로 자세를 유지하고 움직이는 것이야 말로 최고의 효율을 발휘하는 엔진과 같다고 할 수 있다.

우리는 아침에 일어나면 충전된 핸드폰처럼 하루 동안 사용할 에너지를 가득 채워 움직이기 시작한다. 에너지 소모를 줄이기 위해 핸드폰에서 사용하지 않는 앱을 꺼놓는 것처럼 우리 몸 역시 쓸데없이 소모되는 에너지 소비를 막고 관리해야 하루를 활기차게 보낼 수 있다.

자세가 무너지거나 특정 관절이 뻣뻣하게 굳어지면 에너지 소모가 커진다. 통증이 있는 사람도 이미 여러 곳에 문제가 생긴 것이기에 에너지 소모가 많다. 그래서 오후가 되면 모든 에너지를 소모한 나머지 금방 피곤해지고 집중력이 떨어지는 것이다.

평일에 모자란 잠을 주말에 몰아서 잔다는 사람들이 많다. 하지만 수면 전문가들에 따르면, "주말에 몰아서 자는 잠은 평일에 자지 못한 잠의 이자를 지불하는 것밖에 안 된다."라고 말한다.

충분한 휴식을 취하지 못하면 몸은 계속 피곤한 상태로 하루를 시작하게 된다. 이처럼 평상시 계속해서 에너지를 많이 소비하게 되면 결국 에너지 부족에 직면하게 된다. 에너지가 부족하게 되면 스스로 몸을 회복하는 데 쓰이는 에너지까지도 끌어내 쓰게 되고, 점점 몸을 회복시킬 수도 없게 된다. 그리고 회복되지 못한 미세한 손상들이 조금씩 쌓이게 되고 미세 손상들이 나중에 우리 몸에 심각한 문제를 가져온다.

몸은 환경에 따른 스트레스와 육체적·정신적인 원인으로 받는 스트레스 등으로 인한 여러 손상으로부터 스스로 회복하는 자가치유 능력을 가지고 있다. 관절과 척추 관련 환자를 진료하는 병원에서 근무할 때였다. 한 할머니께서 수술을 받으시고 치료를 받으셨는데 제일 늦게 입원했음에도 제일 먼저 퇴원하는 것을 보았다. 다른 분들과 회복속도가 달라서, '그 차이점이 무엇일까?' 고민하며 살펴보니, 다름 아니라 잠을 잘 주무신다는 점에서 차별점이 있었다.

흔히 "나이가 들면 잠을 못 잔다."라는 말을 한다. 이것은 나이가 들수록 몸이 긴장되고 뻣뻣해지기 때문이다. 자율신경계의 균형이 무너진 상태이며, 교감신경계가 월등히 활발하게 활동하는 상태이다. 교감신경이 활동하면 몸이 깨어나기 때문에 잠을 쉽게 이루지 못하고, 깊은 잠을 자지 못하는 것이다.

숙면을 취한다는 것은 스스로 회복하는 능력이 좋다고 바꿔 말할 수 있다.

자가치유 능력을 키우기 위해서는 어떻게 해야 할까?

바른 자세와 적절한 호흡 그리고 몸을 잘 이완해야 한다. 또한 몸을 자주 움직이면서 적절한 운동과 정신적 스트레스도 잘 해결해야 한다. 건강한 음식물을 섭취하고 수면의 질을 높이는 것도 중요하다.

사실 이런 모든 요소들을 모두 완벽하게 실행하는 것은 어렵다. 그럼에도 조금이라도 더 그렇게 관리하고자 노력은 해야 한다. 그럼으로써 최소의 에너지로 자세를 유지하고 움직일 수 있을 것이며, 남는 에너지가 자가치유를 위한 에너지로 쓰여 건강을 찾을 수 있게 될 것이다.

나는 물리치료사로 15년 가까이 시간을 보냈고 그중에서 도수치료에 12년이라는 긴 시간을 보냈다. 물론 치료를 위한 공부를 하고 경험을 쌓으며 보낸 시간들이지만 실습을 통해 치료를 받아보는 일도 많았다. 그런 경험을 통해서 몸이 치유되는 느낌과 몸이 나빠지면 어떻게 되는지에 대해 직접 많이 겪어 보았다. 그리고 그런 경험을 통해서 앞에서 말했던 것처럼 몸을 관리하고, 잘 먹고, 잘 움직이고, 잘 자면서 관리를 하며 치료를 받을 때 훨씬 빠르게 몸이 회복되는 것을 느꼈다.

직접 이런 경험을 해본다면 그 다음부터는 몸의 관리에 대해 더 깊은 관심과 결과에 대한 신뢰를 갖고 노력하게 된다. 물론 완벽한 관리라는 건 있을 수 없는 일이지만 전과는 달리 실패를 한다고 하더라도 계속해서 다시 도전하게 되는 것이다.

세포의 미세손상과
통증

우리 신체는 뛰어난 내구력을 가지고 있다. 웬만한 충격과 스트레스라면 큰 무리 없이 견뎌낸다. 큰 교통사고를 당하거나 갑작스럽게 큰 충격을 받는 게 아니라면 우리가 느끼는 통증의 많은 원인은 미세손상의 축적 때문이다. 바르지 않은 자세 또한 신체에 미세한 손상을 일으키고 그런 손상이 쌓여 통증으로 나타난다.

현재 우리 몸은 우리 세포가 겪는 부하의 결과이다. 웨이트트레이닝을 통해 몸을 만든다는 것은 결국 근육에 상처를 주는 걸 의미한다. 상처가 생겼다가 회복하게 되면 전보다 더 크고 강한 근육이 되는 것이다.

나무의 묘목들을 보자. 어릴 때는 다들 비슷하다. 하지만 자라면서 모양이 제각기 달라진다. 키, 둘레, 가지의 크기와 모양 등이 모두 다르다. 왜 다를까? 바람이라는 부하가 나무에 영향을 주기 때문이다. 바람의 영향을 많이 받는 가지는 부하를 더 받아 줄기의 방향이 바뀌고, 바람에 견딜 수 있는 모양으로 변화한다.

우리 인체도 마찬가지로 부하(스트레스)에 적응한다. 근막이라는 조직은 유연하고 탄력을 가지고 있으므로 몸이 받는 스트레스를 분산하기도 하고 적응하기도 한다. 같은 크기의 스트레스를 받더라고 여러 방향으로 힘이 분산되면서 각기 다른 힘으로 조직을 변형시킨다.

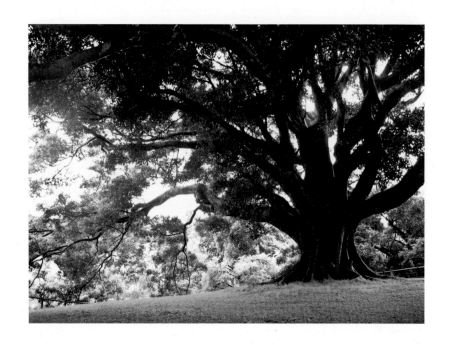

몸을 움직이는 것은 나무의 성장에 영향을 미치는 바람과 같은 역할을 한다. 뇌는 움직임을 제어하기 위해 존재하고, 움직임으로 인해 우리의 신체가 적응하면서 더욱 더 단단해진다. 운동 종목에 따라 선수들의 몸의 형태가 다른 것을 보면 이해하기 쉬울 것이다.

우리가 지금까지 움직이고 살아왔던 행동 패턴이 내 몸매를 만들었다. 그리고 그런 움직임이 신체 조직의 기능에 영향을 주고 더 나아가 세포 수준에서도 영향을 미친다.

우리 세포는 인체의 뼈와 같은 역할을 하는 단단한 골격을 가지고 있다. 세포에 외부의 힘이 가해지면 세포의 작용에 여러 영향을 미친다. 세포가 모여 조직이 되고, 기관이 되고, 인체가 된다. 결국 우리 몸은 세포의 집합으로 이루어진 것이므로 움직임이 우리 몸에 영향을 주는 것이다.

부하를 줄수록 뼈의 밀도는 증가한다. 여성들이 나이가 들수록 골다공증이 많이 생기는 것은 남자들에 비해 뼈에 부하를 주는 움직임이 더 적기 때문일 것이다. 비만인 여성은 당뇨나 고혈압, 고지혈증이 있을 수 있지만 골다공증은 없다고 한다. 몸무게에 의한 부하를 받으면서 뼈가 더 튼튼해지는 것이다.

신체는 부하에 적응해서 강해지거나 약해지거나 둘 중에 하나로 몸이 변하게 되지만 서서히 살이 찌는 것은 신체가 뼈의 세포들을 부하에 적응시켜 더 튼튼하게 만든다.

바른 자세는 관절과 관절의 접촉면이 가장 큰 자세다. 안정성이 높아서 최소한의 힘으로 자세를 유지할 수 있도록 해 준다. 다른 말로 세포의 손상을 가장 줄일 수 있는 자세라고 할 수 있다. 바른 자세로 움직인다면 그 자체가 건강한 운동이 될 것이다. 우리 몸에 좋은 운동은 가장 건강한 움직임이라 볼 수 있다. 왜냐하면 세포의 손상을 줄이면서 몸을 튼튼하게 할 수 있는 부하를 줄 수 있기 때문이다.

평상시 어떻게 바른 자세로 일할 수 있고, 바른 자세를 만들기 위해서는 어떻게 해야 할지 살펴보도록 하자. 몸이 나빠지는 것도 서서히 바뀌어 가는 것처럼 좋아지는 것도 서서히 변할 것이다. 꾸준히 변함없이 시행해 보자.

자세를 바꾸면
뇌가 바뀐다

인류는 지금까지 신체와 정신 영역을 따로 따로 나눠 각각의 기능에 대해 연구함으로써 몸과 정신에 대한 지식을 쌓아 왔다. 하지만 신체와 정신은 제각기 분리된 것이 아니며 서로 깊은 영향을 주고받고 있다는 사실을 우리는 이미 알고 있다. 우리의 몸과 정신은 서로 연결되어 있기 때문이다.

아미 쿠디Amy Cuddy는 TED 강연 〈Your body language may shape who you are〉를 통해 '행동의 변화가 우리의 정신 영역까지 바꾸게 된다.'고 말했다. '자신감 넘치는 태도는 심리적인 면에서도 자신감을 갖게 하고 호르몬의 변화를 가져오게 한다.'는 사실도 연구를 통해 밝혀냈다.

자신감은 얼굴 표정으로도 나타난다. 이를 통해 '1초 만에 미국 상원의원의 70%와 지방 선거의 결과를 예측할 수 있다.'고 한다. 영장류에서 힘을 가지고 있는 알파 남성은 테스토스테론이 많고 코티졸을 적다고 한다.

힘 있고 효율적인 지도자도 마찬가지이다. 아미 쿠디의 강연에서 힘이 센 사람 또는 힘이 없는 사람처럼 2분 동안 행동하는 것만으로도 엄청난 변화를 일으키는 것을 볼 수 있다. 역할의 변화가 마음을 바꾼 것인데, 힘이 센 사람처럼 자세를 취한 사람들은 테스토스테론이 약 20% 증가하였고, 힘이 없는 자세를 취한 사람들은 약 10%가 줄었다. 그리고 힘이 센 사람처럼 자세를 취한 사람들은 스트레스 호르몬인 코티졸이 약 25% 감소하였고, 힘이 없는 자세를 취한 사람들은 약 15%가 증가하였다. 단지 2분 동안 힘을 가지고 있는 자세를 취하는 것만으로 뇌가 변화하여 적극적이고, 자신 있고, 편안해지거나 스트레스에 대항하게 만든 것이다.

우리가 의자에 편하게 앉아 있는 자세를 얼핏 보면 웅크리고 있는 듯한 모습이다. 등은 구부러지고 어깨는 안으로 말려 있으며 고개도 숙여진다. 이런 자세는 힘이 없는 사람들의 전형적인 자세다. 스트레스에 잘 적응하지 못하고 자신감도 없는 자세이다. 알게 모르게 이런 자세가 우리의 뇌에 영향을 주어 공부와 일의 효율을 떨어뜨린다.

자세를 바르게 하는 것만으로도 우리 뇌와 몸에 영향을 주어 긍정적인 효과를 가져다 줄 것이다. 단 2분 동안 바른 자세를 취하는 것만으로도 효과가 나타난다. 항상 바른 자세를 취한다면 우리의 삶은 엄청나게 변화할 수 있을 것이다.

아미 쿠디는 자동차 사고 후에 IQ가 표준편차의 2배 정도가 떨어지게 되었고 친구들에 비해 4년이나 늦게 대학을 졸업했다고 한다. 하지만 그는 끊임없는 노력으로 대학원까지 마치게 되고 하버드에서 학생들을 가르치고 있다.

아미 쿠디는 하버드에서 수업을 하는 도중 한 학생에게 "내일부터 반드시 필요한 사람인 척 행동해. 그러면 나중에 힘을 얻게 되고 수업에서 최고의 의견을 내게 될 거야."라는 조언을 했다고 하는데, 실제로 그 학생이 그렇게 되는 변화된 모습을 보게 되었다고 전한다.

강연을 하는 아미 쿠디의 모습 또한 자신감이 넘치고 힘이 있어 보인다. 웃음을 잃지 않고 멋지게 강연하는 모습을 보면서 저렇게 되고 싶다고 생각이 들지 않는가? 여러분도 자세를 변화시키면 조금씩 변하게 될 것이다.

매일의 조금의 노력으로 우리의 자세와 삶을 변화시켜보자.

환경과
인체의 상관관계

내 몸에 맞는
환경 만들기

    앞에서 바람이 나무에 미치는 영향에 대해 이야기하였다. 이런 면에서 움직임이 세포에 끼치는 영향을 생각해볼 때 체중이 몸의 어느 부위에, 어떤 방향으로, 얼마나 큰 힘이 작용하는지 살펴봐야 한다. 그리고 얼마나 지속적으로 작용하는지, 얼마나 자주 힘을 받는지, 속도까지도 고려해봐야 할 것이다.

    환경은 신체에 매우 큰 영향을 미친다. 과거 우리 조상들은 쿠션이 없는 신을 신고 불규칙하고 울퉁불퉁한 지면을 밟으며 생활했다. 그리고 어떠한 환경에서도 생활할 수 있도록 설계된 몸에 맞게 생활했기에 우리 조상들은 바른 자세로 건강을 유지할 수 있었다.

    요즘 우리들은 거의 대부분 평평하고 딱딱한 바닥을 걸으며 생활한다. 이로 인해 오히려 발에 더 많은 문제가 생긴다. 불규칙한 바닥에서 뛰어다니면서 자란 아이들은 자세가 더 바르고 근육도 더 많고 신체가 골고루 발달한다. 불규칙한 바닥을 뛰어다니면서 중심을 잡고, 몸을 바르게 세우고자 하는 움직임 자체가 운동이다. 근육이 중력에 대항해 견디면서 발달하고 성장하면서 더 튼튼해진다. 여러 상황의 움직임에 맞게 몸이 반응해 안정성을 키운다. 이런 움직임 자체가 운동이 되는 것이다.

하지만 요즘 어린이들은 어린이집을 다니면서도 앉아 있는 시간이 많고 스마트 폰이나 컴퓨터, TV를 많이 보면서 자세가 무너진다. 여섯 살에 불과한 나이에도 벌써 측만증이 생기는 아이들도 늘고 있다. 가능한 환경을 바꾸어 많이 뛰어 놀도록 해야 할 것이다.

인체는 약 110년 동안 사용할 수 있게 만들어졌다고 한다. 얼마나 잘 관리하고 바르게 쓰는지에 따라 큰 탈 없이 오래 사용할 수 있다. 똑같이 성능이 뛰어난 스포츠카라고 하더라도 어떻게 운전하고 관리하느냐에 따라 차의 상태가 달라지는 것과 같은 이치이다.

요즘 우리들은 집과 일터에서 대부분의 시간을 앉아서 보내는 경우가 많다. 계속해서 이야기하고 있지만 하나의 자세를 오랫동안 유지하는 것은 좋지 않다.

"앉아 있는 시간을 줄여라."라고 말하면 "어떻게 앉지 않고 집중해서 일을 할 수 있나?"라고 반문하는 경우가 많다. 반문하는 대신 가능한 그렇게 해야 한다.

결합조직의 수분이 2%만 빠져나가도 산소 섭취량의 5~10%가 줄어든다고 한다. 오랫동안 앉아 있거나 한 자세를 취하는 것은 결합조직의 탈수를 일으키고 결국엔 산소섭취량이 줄어들게 만든다. 이는 산소를 가장 많이 소모하는 뇌에 영향을 준다. 오히려 오래 앉아 있는 것이 집중력과 능률을 떨어뜨리는 결과를 가져오는 것이다.

자주 움직임으로써 결합조직의 탈수를 막도록 하자. 운동은 혈액순환을 증가시켜 뇌에 산소를 원활하게 공급하고 이를 통해 뇌의 능률을 향상시키기 때문이다.

자주 움직이면서 몸에 손상이 덜 가도록 하는 환경을 조성해보도록 하자. 우선 의자의 표면이 딱딱한 것으로 바꾸도록 한다. 딱딱한 의자는 우리 몸에 불편하다는 피드백을 줘서 자주 자세를 바꿀 수 있도록 돕는다. 만약 딱딱한 의자에 앉은 지 얼마 되지 않아 통증이 생겼다면 쿠션을 사용해서 몸이 딱딱한 의자에 적응할 수 있도록 한다.

바른 자세로 의자에 앉을 때는 고관절의 위치가 무릎보다 높아야 하고, 엉덩이뼈가 의자에 끝에 위치하도록 앉도록 한다. 의자의 끝에 앉게 되면 몸통을 바르게 정렬하기 위해 그동안 쓰지 않았던 몸통 근육들이 활동을 시작하게 된다. 허벅지 뒤쪽의 근육 또한 체중에 눌리지 않게 된다. 그런 자세를 유지하면서 모니터가 정면에 위치하도록 하고, 눈높이를 모니터의 윗부분에 위치하도록 조정한다. 화면 전체가 머리의 움직임 없이 다 보일 수 있도록 거리를 조정해야 한다.

견갑골과 어깨를 바르게 정렬해서 팔꿈치를 90도 굽혀보자. 팔꿈치가 자연스럽게 책상에 닿도록 책상의 높이나 의자의 높이를 조정하면 된다. 책상이 배에 닿도록 책상에 가까이 앉도록 하자. 키보드는 손목을 굽히거나 뒤로 넘기는 동작이 없도록 낮고 편평한 것을 준비한다. 어깨와 목과 손목에 큰 힘이 들어가지 않는 자세가 되어야 바르게 세팅을 한 것이다.

만약에 앉지 않고 스탠딩 책상으로 옮겨서 일을 할 수 있다면 스탠딩 책상에서 일하는 시간을 조금씩 늘려보도록 조언하고 싶다. 하루 일과 중 30분마다 10%에 해당하는 3분 정도는 잠시 일어나서 딥 스쿼트, 어깨와 목, 흉추를 좀 움직이도록 하자. 환경에 의한 신체의 손상을 최대한 줄이기 위해서는 자주 움직여야 한다. 외부에서의 손상보다 몸이 스스로 회복될 수 있는 힘이 강하면 우리 몸은 자연스럽게 건강을 회복하게 될 것이다.

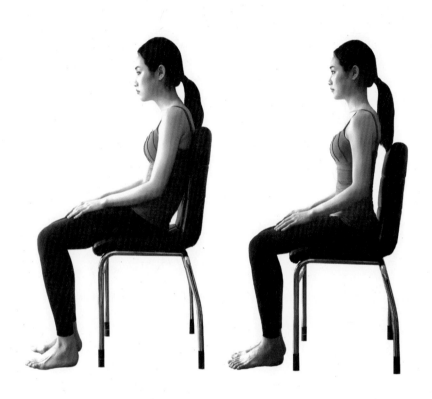

의자에 앉을 때의 나쁜 자세와 올바른 자세

잘못된 자세가 지속되면 통증을 유발하는 원인이 된다. 올바른 자세는 고관절의 위치가 무릎보다 높아야 하고, 컴퓨터를 이용할 때 모니터가 눈높이에 위치해야 한다. 또한 팔꿈치가 자연스럽게 책상 위에 닿도록 의자 높이를 조절하도록 한다.

Chapter . 2

셀프진단과 테스트

몸 상태를 알아보는 셀프진단법

정적인 상태에서 확인하는
셀프진단법

어떤 자세가 이상적인 자세인지 다시 한 번 살펴보자.

옆에서 볼 때 발목에 위치한 복숭아뼈의 약간 앞쪽과 지면과 직각을 이루는 가상의 선이 무릎과 고관절, 골반 위 갈비뼈, 귓구멍과 어깨를 통과해야 한다. 갈비뼈 위에 어깨가 위치하고, 어깨 위에 머리가 위치하면 이상적인 자세가 된다.

골반은 옆에서 볼 때 골반의 가장 높은 지점에서 정면으로 내려오면서 만졌을 때 튀어나온 뼈(ASIS)와 뒤에서 볼 때 엉덩이 위쪽에 보조개처럼 들어가 있는 곳의 뼈(PSIS)를 연결한다. 남자는 0도 여자는 10도의 오차가 있으면 이상적인 골반의 각도가 된다. 척추는 머리에서 허리까지 만졌을 때 균형 있는 S자 곡선을 그려야 이상적인 척추의 곡선이다.

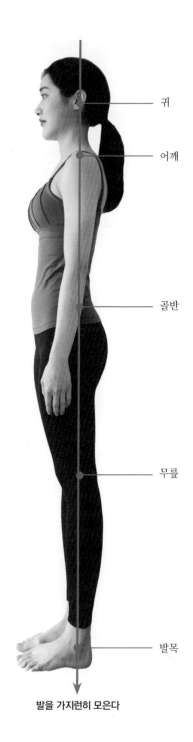

귀

어깨

골반

무릎

발목

발을 가지런히 모은다

뒤에서 바라볼 때는 아킬레스건이 바닥과 수직이 되어야 하고, 무릎 뒤 오금은 뒤쪽을 향해 정면으로 바라봐야 한다. 손바닥을 아래로 향하게 해서 양손을 양쪽 허리에 대고 밑으로 내리면 골반 뼈의 정점을 찾을 수 있다.

골반 정점을 연결한 선은 바닥면과 평행하여야 하고 날개뼈라고 부르는 견갑골의 내측선이 척추로부터 동일한 거리(대상자의 2~4번째 3개의 손가락 거리) 만큼 떨어져 있어야 한다. 견갑골의 내측선은 척추와 평행하고, 견갑골은 갈비뼈에 납작하게 붙어 있어야 한다.

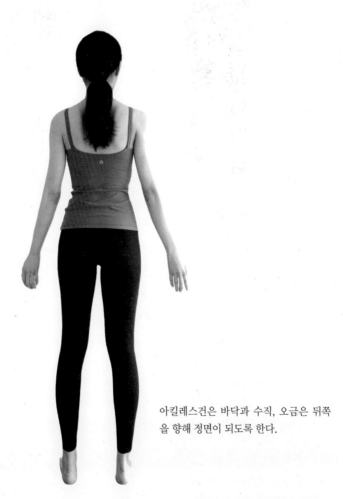

아킬레스건은 바닥과 수직, 오금은 뒤쪽을 향해 정면이 되도록 한다.

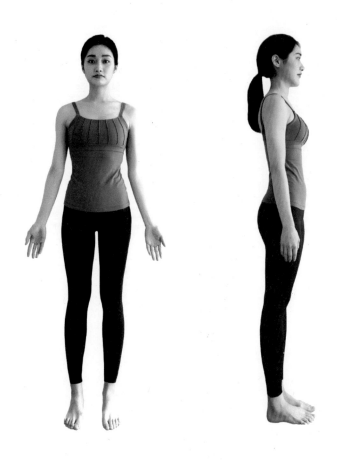

　정면에서 바라볼 때는 양 어깨의 높이가 같아야 하고, 갈비뼈의 회전이 없어야 하며, 좌우가 균형을 이루어야 한다. 슬개골은 정면을 바라보고 있어야 하고, 발의 아치가 약간 있어야 하고 양쪽 복숭아 뼈의 높이가 같아야 한다.

　이상적인 자세에서는 몸이 생리적, 구조적으로 스트레스를 덜 받게 되고 중력에 효율적으로 대응하게 되어 에너지 소모가 적다. 이상적인 자세에서 벗어날수록 몸은 생리적, 구조적으로 스트레스를 더 많이 받게 되고 에너지 소모가 커진다.

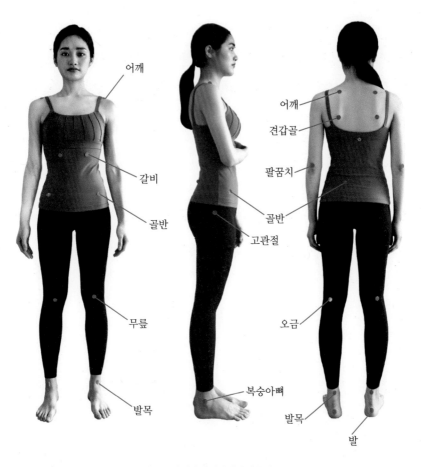

어깨

갈비

골반

무릎

발목

어깨

견갑골

팔꿈치

골반

고관절

오금

복숭아뼈

발목

발

이상적인 자세에서의 기준점

위에서 살펴보았던 이상적인 자세를 이야기할 때의 기준점이 있다.

옆에서 볼 때는 발목의 복숭아뼈, 무릎, 고관절, 골반의 경사, 어깨, 귓구멍이 기준점이다. 여기에 스티커를 붙이고 사진을 찍으면 자신의 자세를 알 수 있다. 옆에서 바라본 기준점들이 발목에 위치한 복숭아뼈 약간 앞쪽과 지면을 90도로 잇는 가상의 선 위에 있지 않다면 이상적인 자세에서 멀어진 것이다.

뒤에서 볼 때는 뒤꿈치와 아킬레스건 중앙, 골반뼈의 정점, 척추의 라인을 따라 5~10개 정도의 스티커, 날개뼈의 상·하각, 어깨 부분에 스티커를 붙이고 사진을 찍으면 된다.

정면에서 바라볼 때는 양 어깨 높이를 비교해야 하고, 슬개골 중앙과 복숭아뼈 사이에 스티커를 붙여서 사진을 찍으면 된다. 그 다음 양쪽을 비교해서 본다.

사진을 찍을 때는 헐렁한 옷보다는 달라붙는 옷을 입고 편하게 서거나 혹은 누워 있는 자세로 찍어야 한다. 서 있는 자세를 찍기 전에는 편하게 제자리걷기를 하고 난 뒤에 찍어보자. 그러면 평소의 자세를 볼 수 있을 것이다.

동적인 상태에서 확인하는
셀프진단법

눈을 감고 제자리걷기

좌우 80센티미터의 정사각형을 그린 다음 정사각형 중간에 서서 눈을 감고 제자리걷기를 한다. 평소 걷는 것보다 큰 동작으로 걷는다. 고관절이 90도가 될 때까지 무릎을 올리고, 어깨가 90도가 될 때까지 팔을 올려 제자리걸음을 하면 된다. 100을 셀 동안 계속 제자리에서 걸어보도록 하자. 내 무게 중심이 어디에 있는지 알 수 있을 것이다.

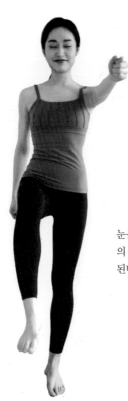

눈을 감고 제자리걸음을 해봄으로써 자신의 무게 중심이 어디에 있는지 알 수 있게 된다.

움직임으로 알아보는
셀프진단법

미국의 유명한 물리치료사 그레이 쿡은 기존의 평가방법들을 좀 더 쉽고 빠르게 평가할 수 있도록 만들었다. FMS와 SFMA이다. SFMA는 각 관절의 문제점을 알아보기에 좋은 방법인데 자세한 검사는 SFMA 자격을 갖춘 의료전문가로부터 평가를 받아보도록 추천한다.

통증이 없다고 해서 문제가 없는 것은 아니다. SFMA에서는 통증이 없고, 기능적으로 제한이 있는 것을 잠재적인 원인으로 본다. 그래서 각 관절을 평가해보는 것이 중요하다.

그전에 집에서 우리들 스스로가 얼마나 문제가 있는지 알아볼 수 있는 쉬운 방법이 있다. 거의 대부분 사람들이 약간의 문제점을 가지고 살아가고 있지만 작은 문제가 우리 몸에 더 큰 문제를 일으키는 원인이 될 수도 있다. 그래서 전문가에게 주기적으로 검사를 받고 몸 상태를 점검하는 것이 큰 문제가 생기기 전에 예방하는 길이다.

또 다른 방법으로는 셀프이완을 처음 적용하기 전에 본인의 모습을 영상으로 남겨놓고 매주 다시 체크해보는 것이다. 전의 영상과 비교해보면 그동안 나의 몸이 얼마나 변했는지 알 수 있다.

SFMA에서 말하는
7가지 상위 테스트

경추 평가

① 발끝이 앞을 향하도록 양발을 모으고 선다. 목만 움직여서 턱이 최대한 가슴에 닿도록 노력해본다. 입을 다물고 고개를 숙여서 통증이 없이 가슴에 닿으면 정상범위라고 본다.

② 발끝이 앞을 향하도록 양발을 모으고 선다. 위를 쳐다보며 최대한 머리를 뒤로 젖혀본다. 입을 다물고 고개를 뒤로 넘겨 통증 없이 바닥과

수평을 이루는 선과 10도 이내에 위치해야 정상범위라고 본다.

③ 발끝이 앞을 향하도록 양발을 모으고 선다. 오른쪽이나 왼쪽으로 최대한 고개를 돌려본다. 입을 다물고 고개를 돌려서 통증 없이 턱이 쇄골의 중심을 넘으면 정상범위라고 본다.

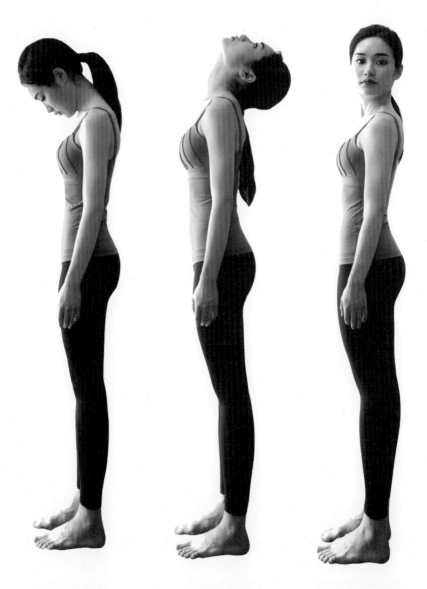

어깨 평가

① 발끝이 앞을 향하도록 양발을 모으고 선다. 한쪽 팔을 열중쉬어 자세로 최대한 손끝이 올라가도록 한다. 몸을 움직이거나 뒤틀지 않고 팔을 움직여야 한다. 통증 없이 움직이지 않는 쪽 어깨의 견갑골 하각에 닿으면 정상이라고 본다.

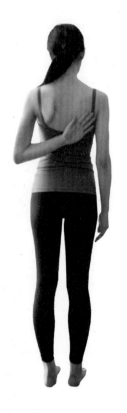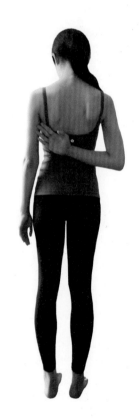

② 발끝이 앞을 향하도록 양발을 모으고 선다. 한쪽 팔을 위로 들고 머리 뒤를 만진다는 생각으로 머리 뒤쪽으로 넘긴다. 몸을 움직이거나 뒤틀지 않고 팔을 움직여야 한다. 통증 없이 움직이지 않는 쪽 어깨의 견갑골 극에 닿으면 정상이라고 본다.

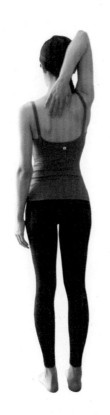 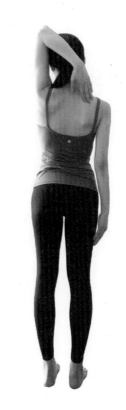

굴곡 평가

　발끝이 앞을 향하도록 양발
을 모으고 선다. 무릎을 구부
리지 않고 손끝이 발끝에 닿
도록 허리를 숙여본다. 고관
절과 척추가 굴곡할 때 통증이 없
고 발을 움직이지 않고 손끝이 발끝에 닿는다
면 정상이라고 본다.

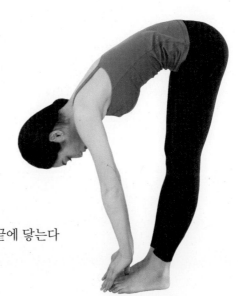

신전 평가

발끝이 앞을 향하도록 양발을 모으고 선다. 팔꿈치
를 귀 옆에 붙이고 양손을 만세를 부르는 자세를
취하면서 골반은 앞으로 내밀고 양손을 머리 뒤
로 가도록 한다. 어깨와 고관절, 척추가 신전
될 때 통증이 없고 발의 움직임이 없
어야 한다. 골반은 발끝보다 앞
쪽에 위치하고, 견갑골은 발뒤
꿈치와 같은 라인에 있으면
정상이라고 본다.

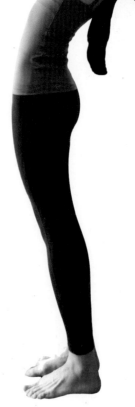

회전 평가

발끝이 앞을 향하도록 양발을 모으고 선다. 목과 몸과 골반, 고관절과
무릎, 발이 회전할 때 통증이 없고 발의 자세가 무너지지 않게 몸을 회전
하여 뒤에서 봤을 때 반대쪽 어깨가 보이면 정상이라고 본다.

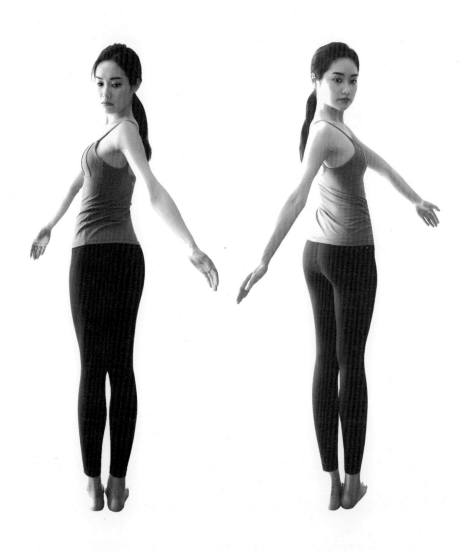

한쪽 다리 들기 평가

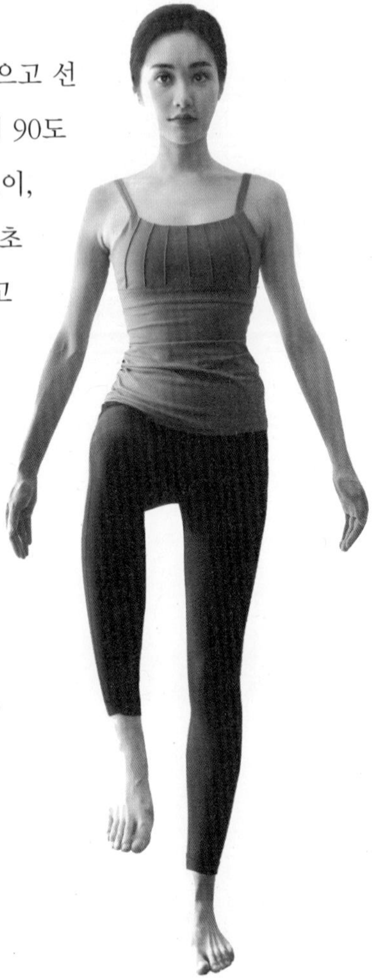

발끝이 앞으로 향하도록 양발을 모으고 선
다. 한쪽 다리를 들어 고관절과 무릎이 90도
가 되게 한다. 발과 몸통의 움직임 없이,
눈을 뜨고 10초간 유지, 눈을 감고 10초
간 균형을 잡고 서 있어야 정상이라고
본다.

만세하고 깊게 스쿼트하기 평가

양발을 어깨 넓이만큼 벌리고 발끝이 정면을 향하도록 선다. 두 팔은
만세를 한 자세로 최대한 깊게 스쿼트한다. 발뒤꿈치가 땅에 닿아 있고,
엉덩이가 무릎보다 밑에 위치하고, 무릎은 최대한 바깥으로 벌리고, 머리
와 가슴이 앞을 향하도록 세워져 있어야
정상이라고 본다.

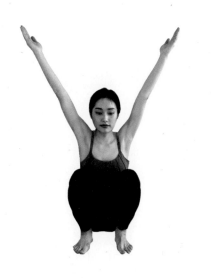
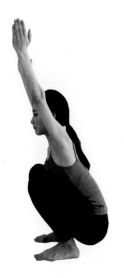

느낌으로 알 수 있는
셀프진단법

누워서 하는 셀프진단법

바닥에 편하게 머리를 대고 눕는다. 손바닥은 천장을 향하도록 한다. 눈을 감고 머리부터 발까지 내 몸과 바닥이 닿는 부분이 어딘지 느껴본다. 몸의 좌우를 위와 같은 방법으로 느껴본다. 어느 쪽이 더 많이 바닥에 닿아 있는지, 넓게 퍼져 있는지, 크게 느껴지는지, 살펴본다. 좌우 몸의 차이를 크게 느낄수록 균형이 맞지 않는 상태이다.

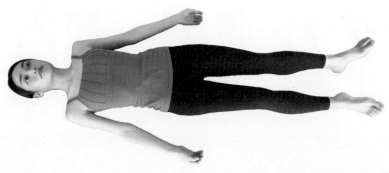

앉아서 하는 셀프진단법

편하게 앉아 있는 상태를 느껴보고, 바른 자세를 세팅한 뒤 차이를 느껴보도록 하자.

무릎보다 골반이 높은 위치가 되도록 앉고, 발목 위에 무릎이 오도록 세팅한다. 좌골결절(딱딱한 바닥에 앉을 때 엉덩이 뼈 중에 바닥에 처음 닿는 뼈)을 느껴본다. 골반을 앞뒤로 움직여 내가 가장 편한 자세로 세팅하고, 좌우로 움직여 좌우에 압력이 균등한 지점에서 멈춘다.

이 상태를 유지하고 골반을 오른쪽, 왼쪽으로 조금씩 회전해본다. 좌우로 회전해보고 가장 편한 자세에 위치시키면 골반을 나의 몸에 맞게 세팅한 것이다. 갈비뼈와 견갑골, 머리의 위치는 위에서 이야기한 것처럼 세팅하면 된다.(정적인 상태에서 확인하는 셀프진단법)

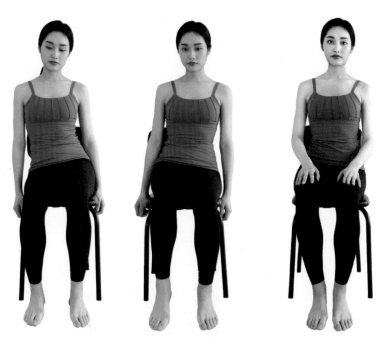

골반을 좌우로 움직여 압력이 균등한 지점에서 멈춘 다음
골반을 오른쪽, 왼쪽으로 조금씩 회전해보면서 가장 편한 자세를 취한다.

서서 하는 셀프진단법

편하게 서 있는 상태를 느껴보고, 바른 자세를 세팅해본 뒤 차이를 느껴보도록 하자.

어깨넓이만큼 다리를 벌리고 눈을 감는다. 균형이 잘 잡히는지, 다리 근육과 엉덩이, 종아리 또는 발에 힘이 들어가 있는지 살펴본다. 시각을 이용해 균형을 잡는 사람들은 눈을 감으면 균형을 잡기 힘들다. 이런 상태는 고유수용감각이 작동을 하지 않고 있는 것이다.

우리 몸은 쓸수록 발달하고 사용하지 않으면 퇴화한다. 시각에 의존하면 할수록 고유수용감각은 감퇴한다. 보이지 않는 곳에서 충격을 받으면 다칠 가능성이 크다. 긴장된 근육과 근막을 이완하고 고유수용감각이 살아나도록 훈련한 뒤에 테스트해보면 전보다 훨씬 좋아진 것을 느낄 수 있을 것이다.

발바닥을 느끼면서 중심을 잃지 않을 만큼 체중을 발 앞쪽으로 이동시켜 압력을 느낀다. 이번에는 체중을 뒤꿈치 쪽으로 이동시켜 압력을 느낀다. 앞뒤로 체중을 몇 번 이동해보면서 앞과 뒤에 압력이 골고루 분산이 되는 지점을 찾을 수 있다. 그 지점이 전후 균형이 잡혀 있는 지점이 될 것이다. 이번에는 좌우로 이동하면서 체중을 이동하여 압력을 느껴본다. 역시 마찬가지로 중간을 찾게 되면 나의 중심점을 발견한 것이다.

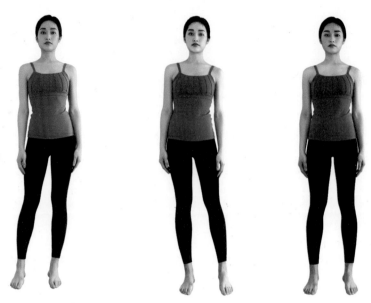

체중을 왼쪽과 오른쪽으로 이동시키면서 균형이 잘 잡히는지, 다리 근육과 엉덩이, 종아리 또는 발에 힘이 들어가 있는지 살펴본다. 체중을 앞 뒤로 이동시키면서 압력을 느껴보도록 한다.

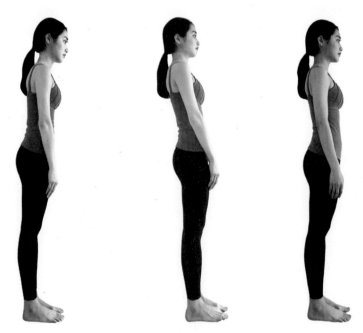

체중을 앞 뒤로 이동시키면서 압력을 느껴보도록 한다.

통증을 잡는
바른 호흡법

호흡법만으로도
통증을 줄일 수 있다

호흡은 신체와 정신을 연결하는 역할을 한다. 또한 올바른 호흡은 혈액에 효과적으로 산소를 공급하고, 각각의 움직임에 잘 집중할 수 있도록 해주고, 움직일 동안 목과 어깨에 불필요한 긴장을 줄여준다. 호흡을 할 때 공기의 양이 많을수록 몸속 깊이 위치한 조직과 신경계에 더 많은 영양을 전달하고, 노폐물을 제거할 수 있다.

호흡 훈련만으로 얼굴이 희고 깨끗해진다는 것을 알고 있는가? 많은 여성들이 미백효과를 위해 화장품을 쓰고 있는데, 미백효과의 핵심은 얼굴에 얼마나 많은 수분을 공급할 수 있느냐에 달려 있다. 사용하지 않는 폐의 영역까지 사용해 호흡을 하면 몸의 순환이 증진되고 노폐물이 빠져나오게 된다. 혈액순환이 잘되고 노폐물이 잘 배출시키면 얼굴 및 몸의 피부 역시 좋아지는 것은 당연하다. 또한 얼굴의 피부 깊이 수분과 영양이 충분히 공급되므로 얼굴이 깨끗해지는 것이다.

깊게 내쉬는 호흡은 몸 속 깊이 위치한 근육들의 활동과 몸을 이완하는 데 도움을 준다. 이렇게 이완이 되면 부교감신경이 작동하게 되어 몸의 기능 원활하게 작용하고 손상이 있는 부위를 스스로 회복하게 된다. 깊게 내쉬는 호흡은 몸의 건강과 마음의 안정을 찾는 데 도움이 된다.

호흡할 때 복횡근과 골반저 근육은 움직임이 일어나기 전에 요추와 골반 부위에 안정성을 제공한다. 복횡근은 우리가 허리를 보호하기 위해 착용하는 복대처럼 생긴 근육으로 요추와 골반의 안정성을 제공하는 역할을 한다. 움직이려고 생각하는 순간 몸에서는 자동적으로 복횡근이 작동한다. 그러나 허리 부상으로 인해 통증이 생기면 아프기 전에 자동적으로 작동하던 움직임이 일어나지 않는다. 그래서 허리의 통증치료 후에는 복횡근 재활운동이 꼭 필요하다.

몸 속 깊이 있는 안정성에 관련된 근육들이 맨 먼저 수축해서 안정성을 제공해야 한다. 그 다음에 큰 힘을 쓸 수 있는 겉의 근육들이 작동을 함으로써 척추 및 어깨, 고관절 등이 더욱 안정되어 더 큰 힘을 쓸 수 있다. 깊이 있는 근육들이 작동을 하지 않고 큰 힘을 쓰는 근육만 작동하면 겉으로 표시가 나지는 않지만 몸 안에서는 안정되어 움직여야 하는 관절들이 삐걱거리게 된다. 관절의 안정성에 관여하는 깊은 곳에 위치한 작은 근육들이 작동을 하지 않아서 관절이 안정성을 잃고 불안정하게 움직이는 것이다.

흉곽과 골반에는 많은 근육이 붙어 있고, 근육들은 서로 연결되어 있다. 흉곽의 정렬이 틀어지면 골반도 영향을 받아서 삐뚤어지게 된다. 그러면 흉곽 및 골반에 붙어 있는 근육들도 영향을 받아 문제가 생긴다. 특히 골반에는 골반저 근육들이 있는데, 골반저 근육들의 불균형은 특히 여성들에게 많은 문제를 일으킬 수 있다.

바른 자세로 몸을 만들고 자동화 프로그램을 다시 작동하게 만들어 몸의 안정성과 바른 정렬을 가지도록 해야 한다. 그 다음으로 해야 할 일은 복횡근과 골반저근의 올바른 사용을 위해서 현재 내 호흡 패턴과 자세가 어떤지 살펴봐야 한다.

호흡을 평가하기 위해서는 자세를 먼저 살펴보아야 한다. 흉곽과 골반의 정렬 상태가 횡격막과 요추와 골반의 안정성을 제공하는 데 영향을 끼치기 때문이다. 골반 위에 가슴이 위치하게 될 때 횡격막, 복근, 골반저근 사이에서 올바른 호흡이 이뤄진다. 그리고 올바른 근육의 사용은 올바른 체형을 가져온다.

호흡과 자세는 서로 상호 영향을 준다. 호흡이 바르면 자세가 바르게 되고 자세가 바르게 되면 호흡도 올바르게 할 수 있다. 나쁜 자세는 복강과 흉곽에 좋지 않은 영향을 준다. 호흡에 관련된 조직과 복강 내에 있는 장기까지 나쁜 영향을 받아 몸의 순환 및 소화, 배변기능에 문제가 생긴다.

호흡은 주로 흉식호흡과 복식호흡으로 나뉜다. 두 가지 유형의 호흡법을 기본으로 다양하게 조합시키면 여러 가지 호흡 방법이 나타난다.

여러 가지 호흡법들 중에 어느 것이 좋고 나쁘다고 말할 수는 없다. 왜냐하면 각기 다른 상황에 따라 거기에 맞는 호흡들이 있기 때문이다. 하지만 우리는 특정한 호흡 패턴만을 사용하고 있는 경우가 많다. 왜냐하면 다양한 호흡을 하게 되는 상황과 환경이 아니기 때문이다.

하지만 한 가지 호흡만 사용하는 것은 별로 좋지 않다. 다양한 움직임에 알맞은 각각의 호흡을 하지 않게 되면 부상을 당할 수도 있기 때문이다. 앞으로 우리는 호흡훈련을 통해 다양한 호흡법을 사용할 수 있어야 한다.

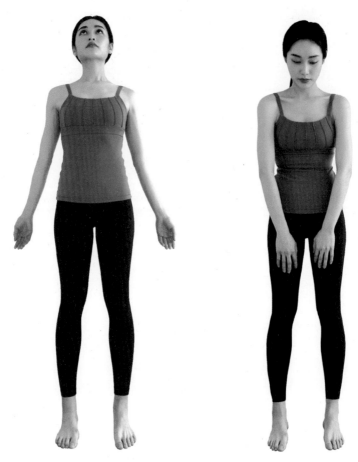

들이마시는 호흡과 내쉬는 호흡법

일반적으로 내쉬는 호흡은 몸의 이완과 함께 척추의 약한 굴곡과 함께 흉곽을 아래쪽 방향으로 닫히게 하고, 양팔과 다리의 내회전이 일어나게 한다. 마시는 호흡은 몸의 흥분과 함께 척추의 약한 신전과 함께 흉곽을 위쪽 방향으로 열리게 하고, 양팔과 다리의 외회전이 일어나게 한다.

흉식호흡은 숨을 마시고 내쉴 때 늑골의 확장과 축소가 일어나는 것이고, 복식호흡은 숨을 마시고 내쉴 때 복부의 확장과 축소가 일어나는 것이다.

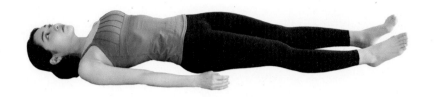

누운 상태로 호흡하기

바닥에 누워서 무릎을 구부려 발바닥을 땅에 대고 팔을 옆으로 편하게 내려놓는다. 불필요한 근육이 긴장하지 않도록 충분히 이완한다. 한손은 가슴에 대고 다른 한손은 복부에 댄 채로 편하게 호흡을 해본다. 가슴으로 호흡을 하는지 복부로 호흡을 하는지 살펴본다.

본인이 편하게 호흡하는 방법 말고 다른 방법으로 호흡을 해보도록 하자. 자연스럽게 호흡이 가능한가? 아마 잘 되지 않을 것이다. 그 이유는 여태껏 다양한 호흡을 해보지 않았기 때문이다.

자, 이제 다양한 호흡을 해보자.

첫 번째는 가슴과 복부에 각각 손을 올려놓고 호흡을 할 때 복부의 움직임이 없이 가슴만 움직이도록 호흡을 해본다.

두 번째는 가슴과 복부에 각각 손을 올려놓고 호흡을 할 때 가슴의 움직임이 없이 복부만 움직이도록 호흡을 해본다. 여기까지가 흉식과 복식의 호흡을 연습한 것이다.

흉식호흡과 복식호흡을 결합해보겠다. 가슴과 복부에 각각 손을 올려놓고 숨을 들여 마실 때 가슴부터 복부까지 순서대로 공기를 채워본다. 숨을 내쉴 때는 복부부터 가슴까지 순서대로 공기를 내보낸다. 자연스럽게 호흡이 가능할 때까지 연습해보자.

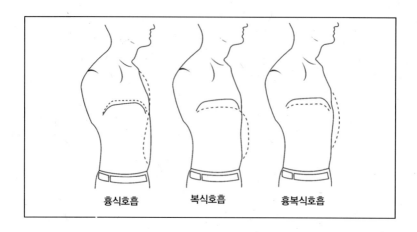

흉식호흡   복식호흡   흉복식호흡

이번에는 필라테스를 할 때 사용하는 호흡을 연습해보겠다.

양반다리를 하고 앉게 되면 골반의 전방에 위치한 치골결합과 후방에 위치한 꼬리뼈, 좌우 좌골결절을 기점으로 한 마름모꼴의 모양으로 골반저 근육이 자리를 잡고 있다. 이 근육이 수축을 하게 되면 복횡근과 다열근이라는 근육이 함께 수축을 하게 된다. 복횡근은 배와 허리에 위치한 근육으로 수축을 하게 되면 보정 속옷을 입은 것처럼 허리의 사이즈를 줄여준다.

등 쪽에 위치한 다열근은 척추가 외부의 힘에 대항해 꼿꼿이 설 수 있도록 해 주고, 척추 분절의 회전에도 관여한다. 아래에는 골반저 근육, 위에는 횡격막, 뒤에는 다열근, 앞과 옆은 복횡근이 하나의 긴 사각형을 만드는데 일반적으로 이것을 코어라고 부른다.

골반저 근육의 수축을 쉽게 느끼기 위해서 양반다리 자세로 바닥에 앉는다. 그 다음 테니스공이나 쿠션이 있는 공을 항문과 성기 사이에 넣고 앉는다. 그 자세에서 남자는 소변을 참는 느낌, 여자는 질을 수축하는 느낌으로 골반저 근육을 수축시켜 본다. 골반저 근육이 잘 수축되는지 알 수

있는 방법은 깔고 앉은 공이 골반으로 끌려 올라가는 느낌이 든다면 골반
저 수축을 하고 있는 것이다. 다른 방법은 골반저 근육을 수축하게 되면
복횡근이 같이 수축하므로 복횡근의 수축을 확인해보는 것이다. ASIS라
는 지점의 안쪽으로 손가락을 대고 복횡근이 수축하는지 확인하면 된다.

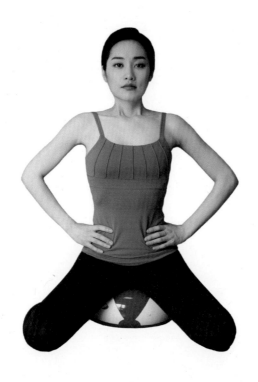

　복횡근은 허리의 사이즈를 줄이고 배를 납작하게 만들어 준다. 골반저
근육을 수축하여 복횡근도 같이 수축하게 만든 다음 호흡을 해본다. 어깨
가 올라가거나 복부나 가슴이 볼록하게 나오면 안 되고, 하부 늑골까지 공
기가 들어가서 흉곽 하부가 3D로 확장되어야 한다. 코로 가볍게 마시면서
골반저 근육을 수축하고, 골반저 근육이 완전 이완되지 않도록 약하게 수
축하도록 계속 유지한다. 내쉴 때는 배 근육을 수축해 남은 공기를 입 밖
으로 내보낸다.

호흡을 잘하고 있는지 스스로 확인할 수 있는 방법은 거울 앞에 서서 수건으로 하부 늑골을 감싼 뒤에 손을 교차하여 수건 양 끝을 잡는다. 교차한 팔은 복부가 볼록해지는지 감지할 수 있고, 눈으로는 거울을 통해 가슴과 어깨가 올라오는지 볼 수 있고, 손으로 잡고 있는 수건의 잡아당기는 힘의 변화로 하부늑골이 3D로 확장되는지 알 수 있을 것이다.

필라테스 호흡이 익숙해지면 걷기나 가벼운 조깅을 할 때 연습을 해보도록 한다. 자세를 바르게 유지하게 해 주며 혈액의 순환도 잘되도록 해 준다.

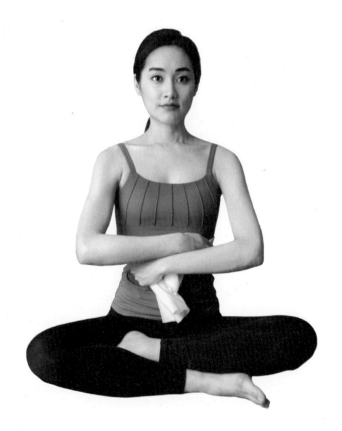

수건을 이용한 필라테스 호흡법

통증탈출을 위한 셀프이완

셀프이완이란
어떤 것인가?

물리적인 자극은 약물보다 더 빠르게 세포에 작용한다. 요즘 병원에서 많이 하고 있는 도수치료 방법은 바로 손으로 인체에 물리적 자극을 줘서 치료를 하는 것이다. 예를 들면 아픈 부위를 손으로 눌러서 최대 90초간 지속적으로 압력을 가하면 통증과 긴장이 줄어든다. 이러한 방법들을 도구를 이용해 스스로 하게 되면 도수치료를 받는 효과를 얻을 수 있다.

셀프이완은 다음과 같은 효과가 있다.
- 긴장된 근육과 근막의 긴장도를 조정, 이완시키고 통증을 줄여준다.
- 호흡기능이 좋아진다.
- 끈적끈적해져서 붙는 유착과 딱딱해진 결절을 풀어준다.
- 관절의 가동성이 좋아지고, 몸의 순환이 증진된다.
- 스트레스 반응이 줄어든다.

- 운동능력이 향상된다.
- 몸의 내부와 외부에 대한 감각이 좋아진다.
- 몸의 정렬을 바르게 유지할 수 있다.
- 효율적인 움직임으로 에너지 소모를 줄인다.
- 건강을 회복하여 삶의 질을 증진시켜 준다.

몸에 대한 인지력이 낮으면 협응성과 비효율적인 움직임으로 인해 부상을 입을 가능성이 높아진다. 뇌는 신경을 통해 피드백을 받음으로써 몸을 움직인다. 이런 기능을 고유수용감각이라고 한다. 한 지점에서 다른 지점으로 움직일 때 빠르고, 정확하고, 적은 에너지를 써서 움직이는 것이 효율적이고 좋은 움직임이다. 이런 움직임을 반복적으로 하게 되면 우리의 뇌는 자동적으로 움직이도록 프로그램화 한다.

셀프이완을 하게 되면 효율적인 움직임을 할 수 있게 된다. 왜냐하면 셀프이완은 움직임을 더 세밀하고 효율적으로 만들어줄 수 있는 고유수용감각을 향상시키기 때문이다. 또한 고유수용감각과 통증은 서로 억제하는 기능을 한다. 그렇기에 고유수용감각의 향상은 통증을 줄여준다. 셀프이완을 많이 할수록 통증에서 빨리 해방된다.

셀프이완에 필요한 도구를 구입해서 사용해도 되고 주위에서 쉽게 구할 수 있는 것으로 대체해도 된다. 롤 모델에서 파는 볼, MELT에서 나온 볼과 폼롤러, 기타 여러 가지 도구들을 사서 사용해도 상관없다. 쉽게 구할 수 있는 도구는 맥주병, 굵고 둥근 관, 나무 방망이, 테니스볼, 라크로스볼, 야구공, 소프트볼이 있다.

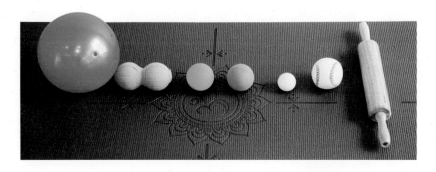

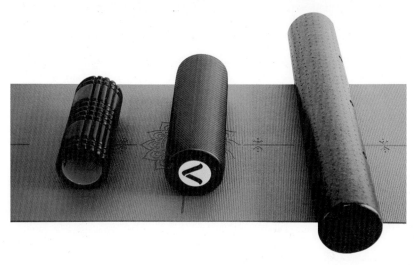

공에 체중을 실어 압박한 상태에서 가볍게 문질렀을 때 통증이 느껴진다면 문제가 있는 부위라고 생각하면 된다. 그 부위는 조직이 **뻣뻣**하거나 **끈끈**한 상태로 유착되어 있어서 혈액순환이 잘 안 되고 노폐물이 많이 쌓여 쉽게 염증이 발생할 수 있는 상태이다.

통증 없는 상태를 추천하지만 만약 통증이 발생한다면 견딜 수 있을 만큼 가벼운 통증을 느낄 정도로 공에 체중을 실어 압박한 상태에서 계속 문질러 보자.

'견딜 수 있는 만큼의 가벼운 통증'은 어느 정도의 수준일까?

통증이 생기면 우리는 본능적으로 통증으로부터 몸을 보호하려고 주위 조직들이 자연스럽게 긴장시켜 근육을 수축한다. 이완을 하고자 함인데 통증 때문에 몸이 긴장한다면 즉시 중단해야 한다. 오히려 몸에 힘을 뺄 수 있는 상태로 셀프이완을 할 수 있어야 한다. 통증이 있더라도 의식적으로 몸을 이완할 수 있는 수준이 '견딜 수 있는 만큼의 가벼운 통증'이다.

너무 한곳만 집중적으로 이완하면 오히려 다음날 더 아플 수가 있다. 한 번에 해결하려고 하지 말라. 인체가 변화를 받아들일 수 있을 만큼만 적용하면 된다. 목표한 부위를 문질러서 그 중에 제일 아픈 곳을 가볍게 1~2분 정도 문질러 준다. 며칠이 지나면 가장 아픈 부위가 바뀔 것이다. 그렇게 계속 제일 아픈 부위를 찾아서 문지르다 보면 어느 날 문질러도 아프지 않게 된다. 그러면 조금 더 체중을 실어 문질러 보도록 하자. 그래도 아프지 않다면 다른 부위로 넘어간다.

하체 부위가 이완이 잘 일어났는지 알수 있는 2가지 방법을 소개하겠다.

첫 번째는 이완하기 전과 후에 제자리걸음을 걸으면서 양다리의 상태를 비교해서 느껴보는 것이다.

두 번째는 이완하기 전과 후에 누워서 눈을 감고 양 다리의 크기를 느껴보는 것이다.

한쪽 다리를 이완한 뒤에 제자리걸음을 하면서
이완한 다리의 느낌을 알아본다.

이완하기 전에 제자리걸음을 걸어보거나 바닥에 바로 누운 상태에서 눈을 감고 내 몸을 스캔해본다. 그런 다음 양다리 중 한 다리만 이완하고 나서 다시 제자리걸음을 걸어보거나 바닥에 바로 누운 상태에서 눈을 감고 내 몸을 스캔해보면 된다. 제자리걸음을 걸을 때 더 가볍다거나, 누워서 눈을 감고 느낄 때 이완을 한 다리가 더 크게 느껴질 것이다. 만약 이완을 하고도 잘 모르겠으면 똑같은 다리를 한 번 더 이완한 다음 변화를 느껴보도록 하자.

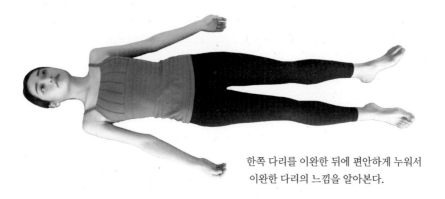

한쪽 다리를 이완한 뒤에 편안하게 누워서
이완한 다리의 느낌을 알아본다.

도구를 이용해 통증을 잡는
셀프이완법

지금 이야기하는 방법들을 목적에 맞게 사용하면 좋겠지만 반드시 그렇게 해야 되는 것은 아니다. 무슨 말인가 하면 앞에서 "우리 몸은 서로 연결되어 있다."고 설명했던 것처럼 어떠한 방법으로든 문제가 있는 조직을 이완하게 되면 주위에 있는 다른 조직들에게도 좋은 영향을 끼치게 된다.

어떤 방법을 사용하는지보다 자주 이완을 해 주는 것이 더 중요하다.

▶ 근육 방향으로 이완하기

근육의 섬유 방향으로 움직이면 된다. 근육의 시작되는 지점과 끝나는 지점을 알면 정확하게 적용할 수 있다. 효과는 엉킨 실타래를 푸는 것처럼 근섬유를 정돈해 준다.

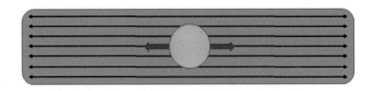

▶ 근육과 90도를 이루는 방향으로 이완하기

근육의 섬유 방향과 90도를 이루는 방향으로 움직이면 된다. 근육의 시작되는 지점과 끝나는 지점을 알면 정확하게 적용할 수 있다. 효과는 유착되어 있는 근섬유를 풀어주고 정돈해 준다.

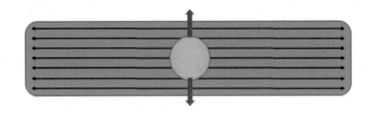

▶ 아픈 지점에서 가만히 유지하기

힘을 빼고 공위에 체중을 실으면 공이 몸 안으로 들어오게 된다. 가만히 움직이지 않고 90초 동안 압박을 지속하면 우리 몸에 이완을 가져온다. 호흡을 이용하면 더 빨리 이완할 수 있다.

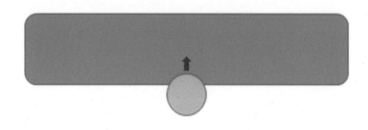

▶ 도구와 접촉한 근육의 수축과 이완을 반복하기

목표로 한 근육 밑에 볼을 놓은 뒤에 체중을 실어 고정하고 목표한 근육을 수축한 뒤에 이완한다. 일정 시간을 수축하고 이완하는 동작을 반복하면 목표한 근육과 그 주위 및 관련된 조직이 이완된다.

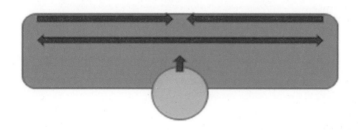

▶ 공으로 고정하고 인접한 관절 움직이기

공으로 고정하고 체중으로 압박한 상태에서 관절을 움직여 근육을 스트레칭하면 근막의 기능 중 하나인 탄성력이 좋아진다.

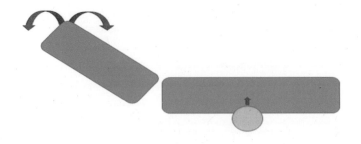

▶ 굴리면서 이완하기

집중적으로 많은 연부 조직을 한 방향으로 움직여 이완하는 방법이다. 공을 넣은 곳의 근육을 몸속으로 깊이 들어가도록 이완하고 체중을 이용해 압박한다. 깊이 들어간 만큼의 조직을 한 방향으로 움직여준다.

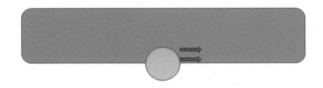

▶ 비틀어서 이완하기

공에 체중을 실어 고정한 뒤에 몸을 회전하여 조직의 깊숙한 곳까지 비틀어 압박한다. 몇 번을 반복하면 조직이 많이 이완되어 전보다 움직임이 커진 것을 알 수 있을 것이다.

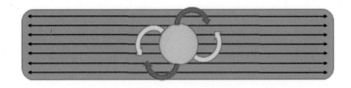

신체 부위별 통증을 잡는
셀프이완법

발 부위 셀프이완법

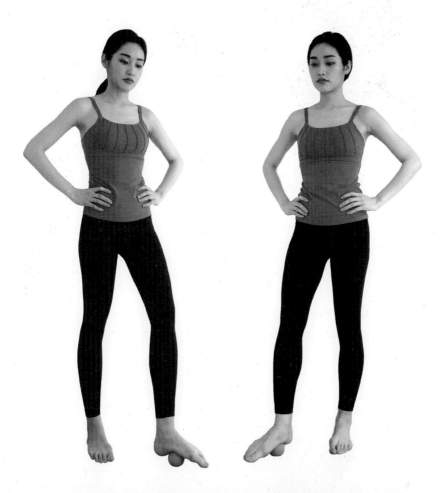

체중을 실어 발로 공을 밟고 앞뒤좌우로 원을 그리거나 지그재그로 발바닥의 모든 부분을 살펴본다. 압통이 있는 부위를 찾았다면 그중에서 제일 아픈 곳 주위를 위에서 설명한 방법 중편안하게 이완할 수 있는 방법을 적용하여 이완하도록 한다. 한쪽 발을 이완한 다음 제자리걸음을 해보면 좌우 발의 차이를 알 수 있다.

정강이 부위 셀프이완법

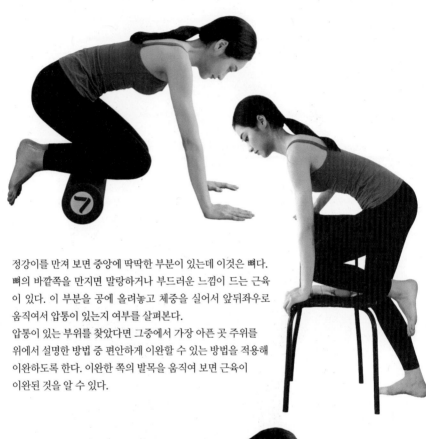

정강이를 만져 보면 중앙에 딱딱한 부분이 있는데 이것은 뼈다.
뼈의 바깥쪽을 만지면 말랑하거나 부드러운 느낌이 드는 근육
이 있다. 이 부분을 공에 올려놓고 체중을 실어서 앞뒤좌우로
움직여서 압통이 있는지 여부를 살펴본다.
압통이 있는 부위를 찾았다면 그중에서 가장 아픈 곳 주위를
위에서 설명한 방법 중 편안하게 이완할 수 있는 방법을 적용해
이완하도록 한다. 이완한 쪽의 발목을 움직여 보면 근육이
이완된 것을 알 수 있다.

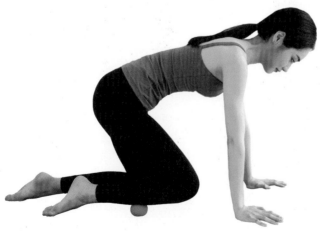

종아리 부위 셀프이완법

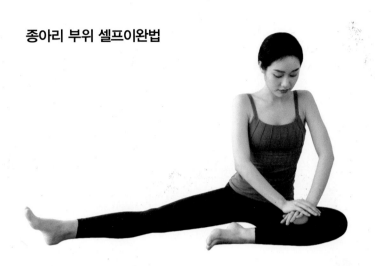

정강이 바깥쪽 근육을 제외한 안쪽과 뒤쪽의 근육을 공에 올리거나 공
이나 손으로 눌러서 압통이 있는 부위를 찾아본다. 압통이 있는 부
위를 찾는 방법은 모든 근육을 공이나 손을 이용해 압박을 가해
보면 알 수 있다. 앞뒤좌우로 원을 그리거나 지그재그로 빈틈
없이 근육의 모든 부위를 살펴보도록 한다. 압통이 있는 부위
를 찾았다면 그중에서 가장 아픈 곳 주위를 위에서 설명한 방
법 중 편안하게 이완할 수 있는 방법을 적용해 이완하도록 한
다. 한쪽 발을 이완한 다음 제자리걸음을 해보면 근육이 이
완된 것을 알 수 있다.

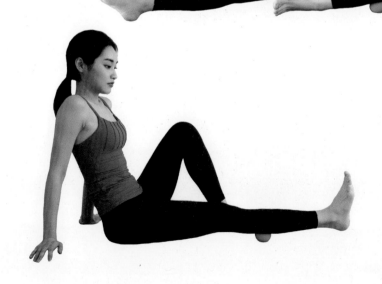

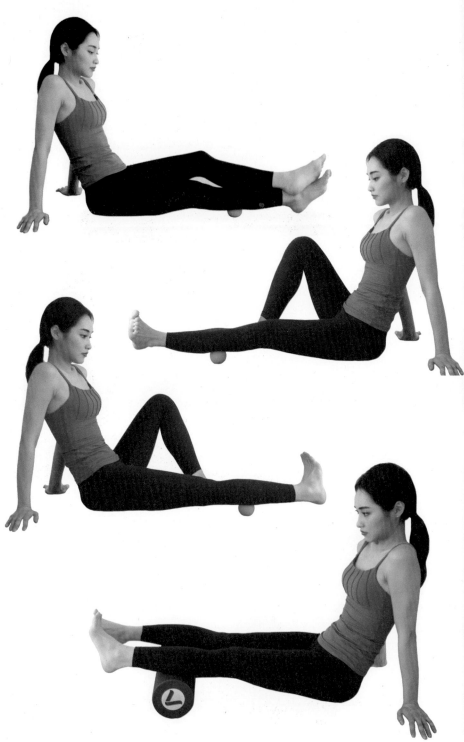

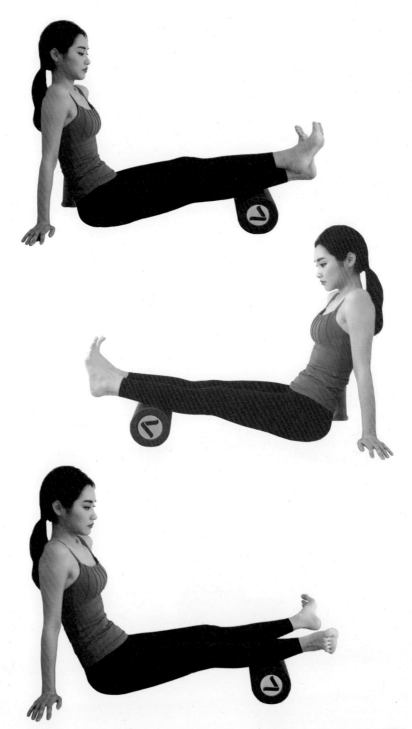

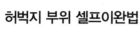

허벅지 부위 셀프이완법

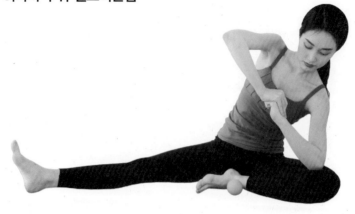

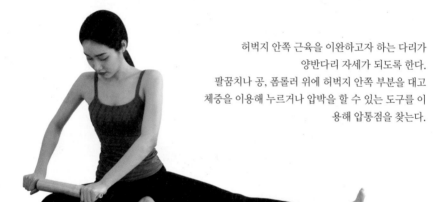

허벅지 안쪽 근육을 이완하고자 하는 다리가 양반다리 자세가 되도록 한다. 팔꿈치나 공, 폼롤러 위에 허벅지 안쪽 부분을 대고 체중을 이용해 누르거나 압박을 할 수 있는 도구를 이용해 압통점을 찾는다.

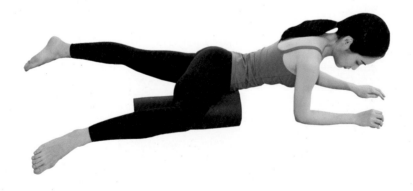

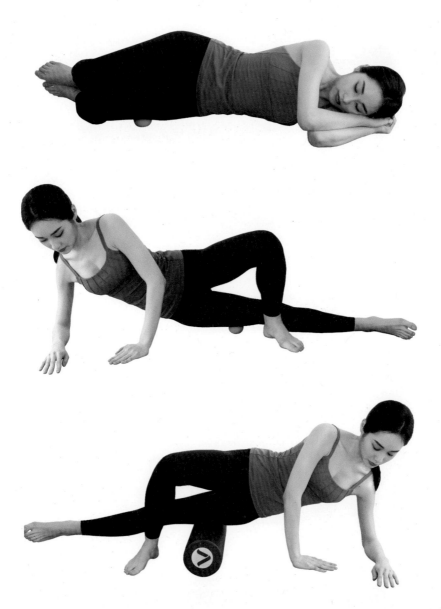

허벅지 바깥쪽은 무릎과 고관절을 살짝 구부리고 옆으로 누운 자세를 취한다. 지면과 맞닿은 다리 바깥 근육과 지면 사이에 공을 넣어서 모든 근육의 힘을 빼고 체중을 이용해 근육을 압박한다. 이렇게 바깥쪽 근육의 압통점을 찾고 이완한다. 다른 방법은 양손과 이완하지 않는 다리를 이용해 몸을 살짝 위로 들어 올려 그 사이에 공이나 폼롤러를 넣는다. 몸을 위아래로 움직여 압통이 있는 부위를 찾는다.

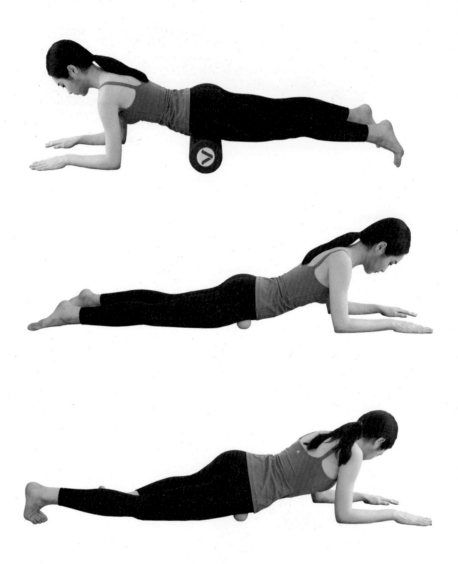

허벅지 앞쪽은 엎드린 자세에서 근육이 많은 허벅지 앞쪽 다리 밑에 공이나 폼롤러를 넣어서 체중을 이용해 근육을 압박한다. 허벅지 앞쪽과 바깥쪽의 중간 지점인데 골반 높이 쪽에 근육이 있다. 눌러서 딱딱하지 않고 살짝이라도 눌러지거나 말랑한 부위를 찾아서 공을 넣어 압박한다. 허벅지의 앞쪽과 바깥쪽의 중간 지점이므로 엎드린 자세에서 이완하지 않는 다리는 고관절과 무릎을 90도로 구부려 바닥을 지지하며, 그 자세에서 몸을 살짝 비틀어 이완하고자 하는 근육에 압박을 가한다. 몸을 좌우로 움직여 압통이 있는 부위를 찾는다.

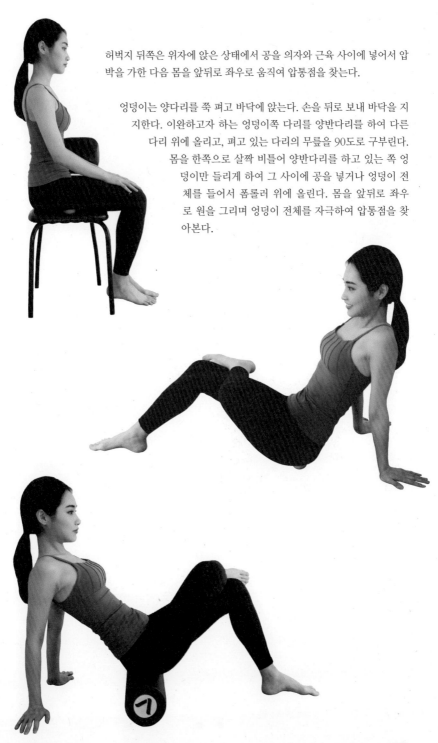

허벅지 뒤쪽은 위자에 앉은 상태에서 공을 의자와 근육 사이에 넣어서 압박을 가한 다음 몸을 앞뒤로 좌우로 움직여 압통점을 찾는다.

엉덩이는 양다리를 쭉 펴고 바닥에 앉는다. 손을 뒤로 보내 바닥을 지지한다. 이완하고자 하는 엉덩이쪽 다리를 양반다리를 하여 다른 다리 위에 올리고, 펴고 있는 다리의 무릎을 90도로 구부린다. 몸을 한쪽으로 살짝 비틀어 양반다리를 하고 있는 쪽 엉덩이만 들리게 하여 그 사이에 공을 넣거나 엉덩이 전체를 들어서 폼롤러 위에 올린다. 몸을 앞뒤로 좌우로 원을 그리며 엉덩이 전체를 자극하여 압통점을 찾아본다.

허리, 등, 복부 부위 셀프이완법

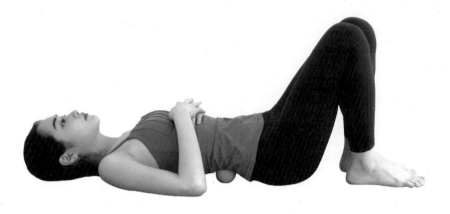

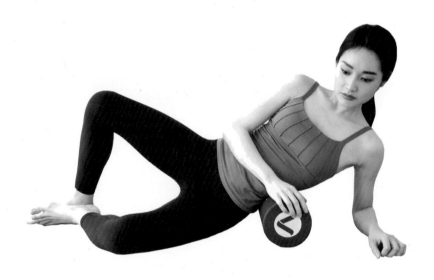

허리는 골반과 갈비뼈 사이에 있는 근육에 공이나 폼롤러를 이용해 압박한다.
주의할 점은 갈비뼈나 골반뼈를 자극하면 안 된다. 주의를 해서 적용해야 한다.
유튜브를 검색해 찾아보고 적용하길 바란다.
잘 모르겠다거나 불안하게 느껴진다면 하지 않아도 괜찮다.

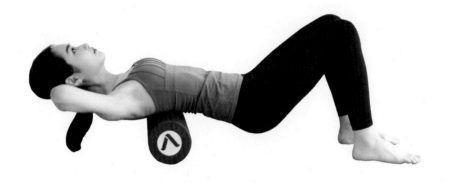

등은 폼롤러를 바닥에 놓은 다음 머리 쪽부터 천천히 폼롤러 위로 올라간다.
머리가 바닥에 닿지 않도록 하기 위해 손으로 머리를 받친다.
몸을 위아래로 움직여 등을 압박한다.

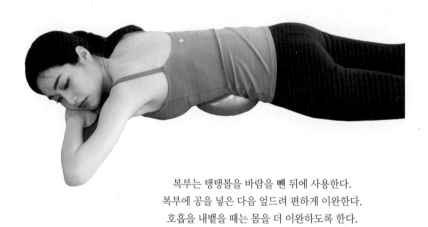

복부는 탱탱볼을 바람을 뺀 뒤에 사용한다.
복부에 공을 넣은 다음 엎드려 편하게 이완한다.
호흡을 내뱉을 때는 몸을 더 이완하도록 한다.

어깨, 겨드랑이 부위 셀프이완법

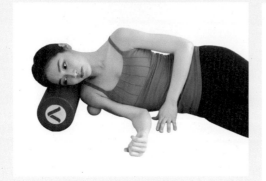

사람들이 날개뼈라고 부르는 견갑골은 팔과 연결되는 겨드랑이쪽에 공을 대고 압박을 해서 압통점을 찾는다. 그리고 지면과 견갑골 사이에 공을 넣어서 견갑골을 덮고 있는 근육의 압통점을 찾아본다.

어깨 근육은 삼각근과 승모근이라 부르는 근육을 이완하면 된다. 삼각근은 앞과 옆 그리고 뒤쪽에 위치해 있기 때문에 바로 또는 옆으로, 눕거나 엎드려서 공을 이용해 이완하면 된다.
승모근은 바로 누운 자세에서 무릎을 구부려 발바닥을 바닥에 붙인다. 공을 승모근에 놓고 엉덩이를 들게 되면 승모근을 자극하여 이완할 수 있다.

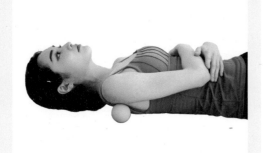

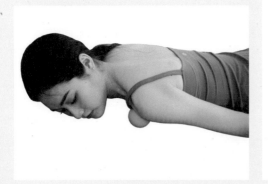

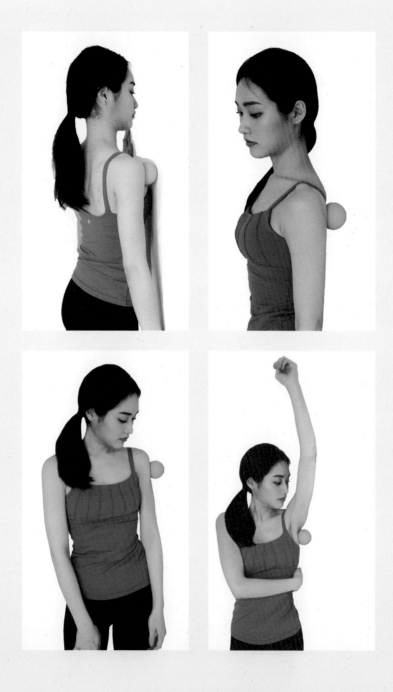

얼글, 목 부위 셀프이완법

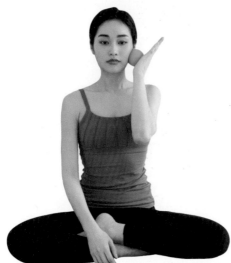

안면, 머리는 손으로 또는 공으로 딱딱한 뼈
이외의 말랑한 근육을 자극하여 압통점을
찾아서 이완하면 된다.

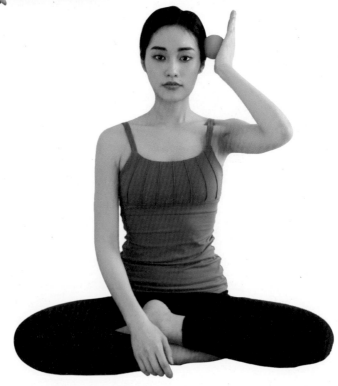

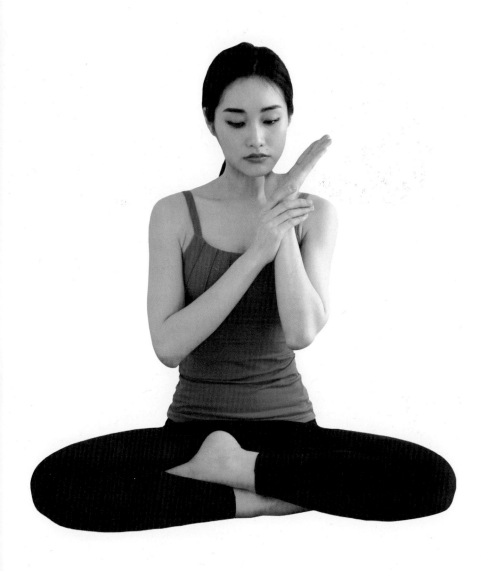

턱은 고개를 살짝 숙이고 턱에 힘을 뺀 상태에서
아래턱으로 손가락을 넣어서 위로 깊게 자극하면
압통점을 찾아 이완할 수 있다.

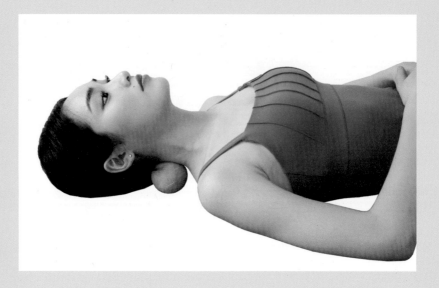

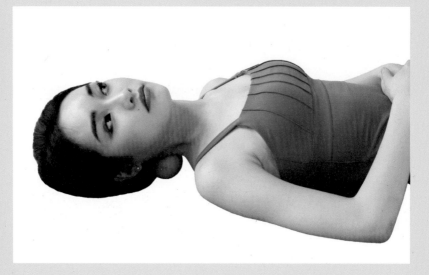

목은 바로 누운 상태에서 공이나 폼롤러를 목 뒤에 대고
목을 좌우로 회전하며 움직이면 이완할 수 있다.

스트레칭 및
관절 가동성 운동

통증을 예방하는
스트레칭 법

보통 뭉친 근육을 풀기 위해서 스트레칭을 이용한다. 앞에서도 이야기 했지만 스트레칭으로 뭉친 근육을 풀고자 한다면 능동적인 스트레칭을 해야 한다. 움직임은 뇌의 명령을 통해 이루어지기 때문에 능동적으로 움직여야 뇌를 변화시키고, 몸을 변화시킬 수 있다.

근육을 고무줄에 비유해 이야기를 해보겠다. 뭉쳐진 근육을 고무줄을 한번 꼬아서 묶은 것으로 생각해보자. 고무줄 중간을 묶은 다음 양쪽에서 당긴다면 어떤 일이 벌어질까?

스트레칭을 하는 이유는 긴장으로 짧아진 근육을 이완하고자 함이다. 그런데 그냥 스트레칭을 하게 되면 뭉쳐진 근육, 즉 묶여 있는 고무줄이 늘어나기보다는 오히려 양쪽에 있는 정상적인 고무줄이 늘어나게 된다. 당기는 것만으로는 묶여 있는 곳, 긴장되고 유착된 곳은 풀리지 않는다. 그렇기 때문에 유착되고 붙어 있는 근육에 기계적인 자극을 줘서 풀어준

다음 스트레칭을 하는 것이 올바른 순서다.

온몸을 셀프이완한 뒤 이완된 근육을 다시 한 번 스트레칭을 해 준다. 그러면 이완된 근육들이 움직여 만들어진 새로운 프로그램이 뇌에 입력된다. 근육이 충분히 이완되면 관절의 움직임 범위도 더 커진다. 늘어난 범위만큼 계속 움직여 주면 몸이 서서히 풀리고 부드러워지는 느낌을 알 수 있다. 능동적으로 본인이 최대한 움직일 수 있는 최대 범위에서 조금만 더 스트레칭을 하면 된다.

호흡을 같이 이용하면 이완을 좀 더 쉽게 할 수 있다. 내쉬는 호흡에 이완이 잘 되는 편이므로 내쉬는 호흡에 집중하며 스트레칭을 해보자. 욕심을 부려 더 많이 스트레칭을 하려고 하면 부상을 당할 수 있으므로 주의해야 한다.

종아리 부위 스트레칭

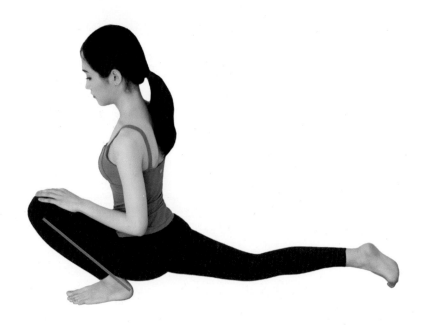

장요근 부위 스트레칭

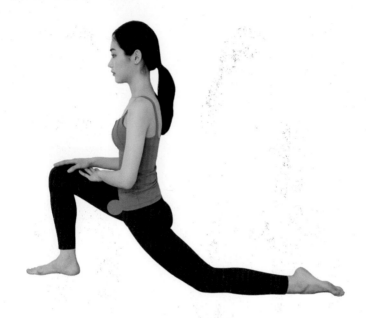

슬괵근&종아리 부위 스트레칭

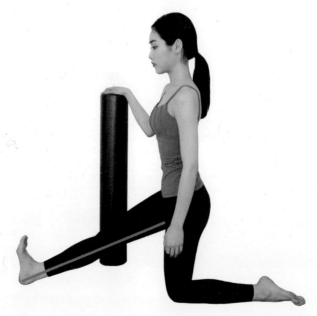

대퇴사두근 부위 스트레칭   ## 삼각근 부위 스트레칭

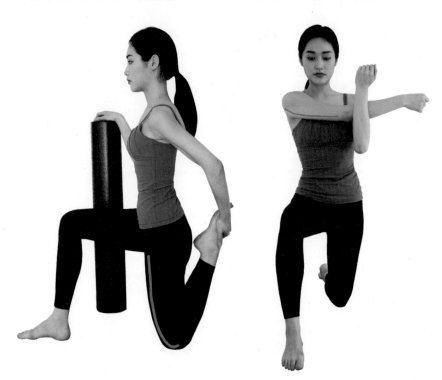

내전근 부위 스트레칭

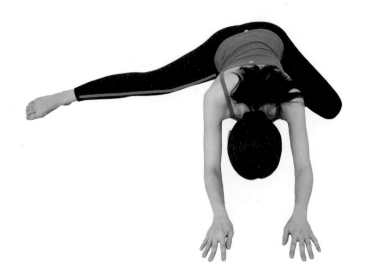

엉덩이, 슬괵근, 종아리 부위 스트레칭

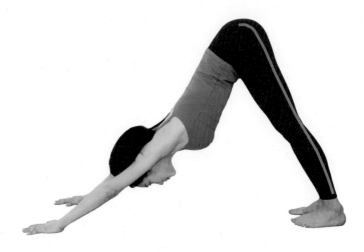

극하근(뒤쪽에 위치함) 부위 스트레칭

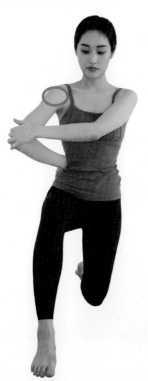

광배근 부위 스트레칭

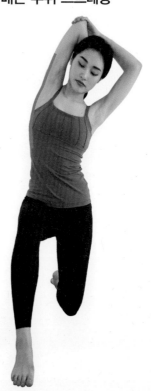

손목굴곡근&발가락 굴곡근 부위 스트레칭

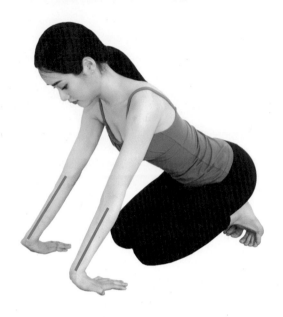

손목신전근&발가락 굴곡근 부위 스트레칭

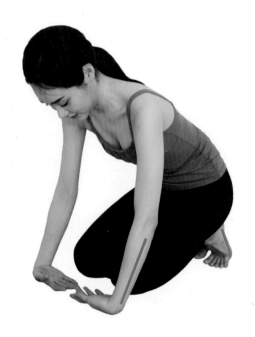

대흉근

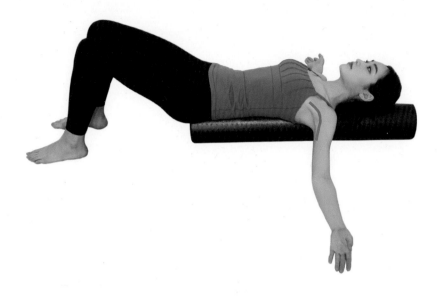

이완된 상태의 느낌과
스트레칭

　어깨와 고관절, 흉추는 앉거나 서서 이완을 하도록 한다. 견갑골을 바르게 정렬하고 난 뒤에 어깨를 내회전, 외회전하여 움직여보면서 어느 방향으로 더 많이 움직이는지 느껴본다. 만약 내회전의 움직임이 많다면, 어깨는 내회전이 된 상태다. 그래서 내회전의 움직임이 잘 나오는 것이다. 내회전을 할 때 당기는 근육은 더 긴장되어 있는 상태에 있으므로 외회전 움직임이 잘 일어나지 않는다.

　호흡을 천천히 내쉬면서 어깨를 외회전으로 움직여본다. 주의할 점은 아주 천천히, 힘을 빼고 자연스럽게 갈 수 있는 범위까지 움직여야 한다는 것이다. 계속 반복하다보면 내회전을 시키는 근육의 긴장이 풀어지면서 외회전 움직임 범위가 커지게 된다. 내회전시키는 근육이 조금씩 이완되는 것이다. 자연스럽게 갈 수 있는 범위가 늘어나면서 어깨는 점점 더 이완될 것이다.

충분히 이완이 된 것 같으면 반대쪽 어깨를 움직여보자. 그런 다음 양쪽 어깨의 움직임을 비교해보면 느끼면서 움직인 어깨가 이완된 것을 알 수 있을 것이다.

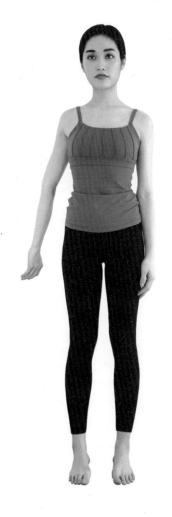 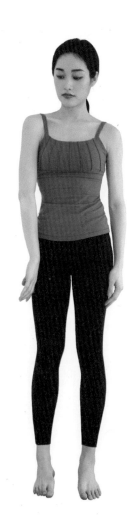

흉추의 이완은 정면을 바라보면서 오른쪽과 왼쪽으로 자연스럽고 느리게 몸을 회전해본다. 어느 방향으로 더 많이 움직이는지 느껴본다. 만약 오른쪽으로 회전이 잘된다면 흉추가 오른쪽으로 회전되어 있는 것이다. 몸을 왼쪽으로 회전하면서 호흡을 이용해 이완하면 된다.

위에서 설명한 어깨와 같은 방법으로 이완해보도록 한다. 충분히 이완된 것을 느끼면 몸을 양쪽으로 회전하여 비교해보면 된다. 목의 회전도 흉추와 똑같이 응용해서 이완하면 된다.

정면을 바라보게 한 뒤 오른쪽과 왼쪽으로 천천히 자연스럽게 목을 회전해본다. 어느 방향으로 더 많이 움직이는지 느껴본다. 만약 오른쪽으로 회전이 잘 된다면 목이 오른쪽으로 회전되어 있는 것이다. 목을 왼쪽으로 회전하면서 호흡을 이용해 이완하면 된다.

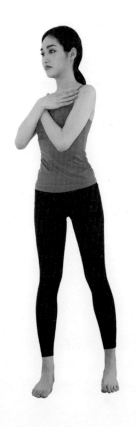
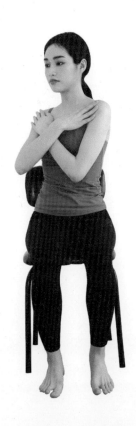

위와 같은 방법으로 이완해보면서 충분히 이완되었다고 느껴지면 목을 양쪽으로 회전하여 비교해보면 된다. 이완된 후에 왼쪽으로 회전이 더 잘 움직이면 이완된 것이다.

고관절은 서서 이완하고 싶은 다리 쪽으로 체중을 이동시킨다. 지면에 발이 붙어 있으므로 발을 돌리기보다는 몸통을 돌려서 이완하면 된다. 다리에 체중을 실어 고정한 다음 오른쪽과 왼쪽으로 몸을 회전해본다. 어느 방향으로 많이 움직이는지 느껴본다. 만약 오른쪽으로 회전이 잘된다면 왼쪽으로 몸을 회전하면서 호흡을 이용해 이완하면 된다. 위와 같은 방법으로 충분히 이완된 것을 느끼면 몸을 회전하여 양쪽을 비교해보면 된다.

가동성
증가 운동

발목, 고관절, 흉추는 가동성이 있어야 하는 관절이다. 다양한 방법들이 유투브에 많이 올라와 있으므로 검색을 해서 자신에게 맞는 방법을 찾아보자. 집이든 직장이나 학교, 체육관이든 시간이 나는 대로 연습해보도록 하자.

유튜브 검색어

▶ 발목 : Ankle mobility exercise, Deep squat, Pistol Squat,

Single-Leg Stand

▶ 고관절 : Hip mobility exercise, Knee to chest, bridge exercise, The frog series, 90-90 hip mobility

▶ 흉추 : Thoracic mobility exercise, Thoracic rotation, Windmill exercise

▶ 어깨 : Shoulder mobility exercise, The egyptian shoulder mobility, arm circle, arm scissors exercise

간편 이완 프로그램 따라 하기

30분마다 3분 프로그램

근무시간이라도 30분마다 3분 정도를 할애할 수 있다면 몸을 여러 부위로 나눠 한 부분씩 이완을 하면 된다.

발-발목, 정강이-종아리, 무릎-허벅지, 고관절-엉덩이, 딥스쿼트, 허리-복부, 견갑골-등, 어깨-가슴, 흉추 가동성 운동, 삼각근-상완삼두근-광배근, 전완-손, 목-턱-머리까지 총 12번을 하게 되면 몸 전체를 한 번씩 이완할 수 있다.

추가적으로 쉴 수 있는 시간이 있다면 부족한 부분을 더 이완해 주면 되고, 그래도 부족하다면 나머지는 퇴근한 뒤에 집에서 더 해 준다. 위에서 설명한 부위별 이완을 하면 된다. 어떻게 해야 하는지 잘 모르겠다면 유튜브에서 Lacrosse ball massage를 검색하여 참고하면 된다.

1분 프로그램

하루에 1분씩 시간을 내서 딥 스쿼트와 흉추 가동성 증가운동을 반복한다. 이 운동들은 가동성 관절인 발목과 고관절, 흉추를 계속해서 움직이도록 도와준다. 몸 전체를 이완하는 것은 퇴근한 뒤에 집에서 꼭 해 주어야 한다. 만약 딥 스쿼트와 흉추 가동성 증가운동을 잘 모르시는 분은 유튜브에서 Deep squat와 Thoracic mobility exercise를 검색하면 여러 가지 영상들을 볼 수 있다. 본인이 할 수 있는 범위에서 아주 조금만, 약간의 노력을 매일 더 하게 되면 점점 가동범위가 증가될 것이다. 많이 보다는 조금씩 자주 매일 해주어야 효과가 클 것이다.

5분 프로그램

30분마다 3분을 할애하기 힘들다면 1~2시간 동안 일하다가 5분 정도 시간을 내서 불편함을 느끼는 부위와 그 주변 부위를 5분 동안 이완해 준다. 부족한 부분은 퇴근한 뒤에 집에서 꼭 해 주어야 한다. 다음 챕터에 나올 부위별 셀프관리를 참고하여 불편한 부위를 이완하여 스트레칭하고 늘어난 부위만큼 자주 움직여준다면 불편함이 곧 사라지게 될 것이다.

10분 프로그램

식사 전에 하체를 이완하고 식사 후에 상체를 이완해 준다. 이 프로그램은 식사 후 소화에도 도움을 줄 수 있다. 시간이 허락한다면 셀프이완을 하고 나서 스트레칭을 해 주면 더 좋을 것이다. 하체 이완은 발-발목, 정강이-종아리, 무릎-허벅지, 고관절-엉덩이까지 해 주면 된다. 상체 이완은 허리-복부, 견갑골-등, 어깨-가슴, 삼각근-상완삼두근-광배근, 전완-손, 목-턱-머리까지 해 주면 된다. 이완해야 할 곳이 너무 많으면 그중에서 가장 불편한 곳을 집중적으로 이완해 준다. 며칠 뒤에 불편한 부위가 바뀐다면 다시 그 부위를 집중해서 이완해도 된다. 그 대신 몸 전체 이완은 퇴근 후 집에서 꼭 해줘야 한다.

20분 프로그램

점심시간을 이용해 한 번에 몸 전체를 이완해 준다. 모든 부분을 만족스럽게 이완할 시간은 없지만 매일 특정 부위를 정해서 좀 더 길게 이완하는 시간을 가지면 좋을 것이다.

매일 매일 스스로 이완을 하면 점점 압통도 줄어들고, 이완을 하고 나서 몸의 변화도 더 잘 느낄 수 있게 된다. 각자마다 반응시간은 다르지만 매일 이완해 준다면 2~3주 후에는 이완 후에 몸이 가벼워지고 시원해지는 느낌을 받게 될 것이다. 몸이 변화되는 것을 느끼게 되면 이완한 후의 상쾌한 느낌이 들기 때문에 자발적으로 계속 이완하게 될 것이다. 혼자 하기가 힘들면 그룹을 만들어 같이 하는 것을 추천한다.

다시 한 번 강조하지만 셀프이완을 한 뒤에 스트레칭을 하고 가동성운동을 해 주는 것으로 마무리를 해야 한다. 결합조직이 이완되면 스트레칭의 효과가 커지고, 직접 몸을 움직여 스트레칭을 하면 뇌에 신호를 줄 수 있다. 또한 늘어난 범위만큼 가동성 증가운동을 통해 기존 움직임과의 차이를 직접 느껴보면 뇌에 새로운 움직임 프로그램을 새로이 입력할 수 있다. 조금씩이지만 이러한 차이가 쌓여서 몸이 변화되고, 제 2의 전성기를 맞이하게 될 것이다.

Chapter . 3

셀프
도수치료법

기본적인 원리를 적용하면 된다. 하지만 통증이 심하거나 오래되었다면 병원에 가서 검사 받아보도록 해야 한다.

각 관절의 통증은 가동성의 문제인지, 안정성의 문제인지를 살펴봐야 확실하게 치료를 할 수 있다. 하지만 독자가 스스로 찾을 수 없으니 아래의 방법을 순서대로 적용해볼 것이다.

1. 움직임 검사를 해보고,
2. 도구를 이용해 근육의 상태를 점검하고, 이완하자.
3. 스트레칭을 하고, 관절의 범위만큼 움직여 준다.

목 통증
도수치료

1. 머리를 숙이고, 뒤로 넘겨보고, 좌우로 회전하고, 좌우로 기울여보자.

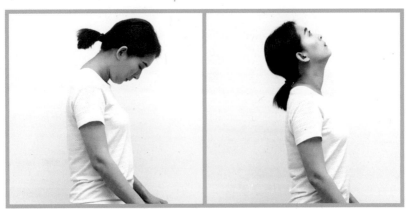

머리를 앞으로 숙이고, 뒤로 젖힌다.

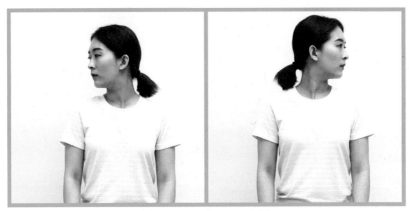

머리를 오른쪽, 왼쪽으로 돌린다.

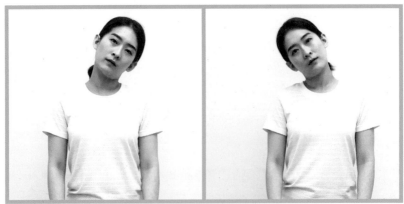

머리를 좌우로 숙인다.

2. 얼굴, 목 부위 셀프이완법 참고.

3. 다시 1번의 움직임을 해보고, 살짝 당기는 느낌이 날 때까지 조금 더
   움직인다.

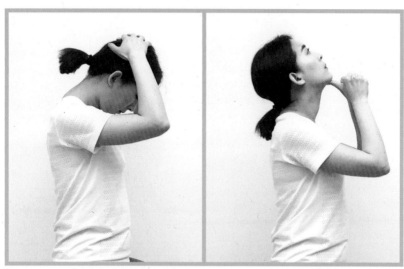

머리를 숙인 상태에서 힘을 빼고 손으로 조금 더 몸 쪽으로 당긴다.
머리를 뒤로 젖힌 상태에서 힘을 빼고 손으로 턱을 조금 더 뒤로 민다.

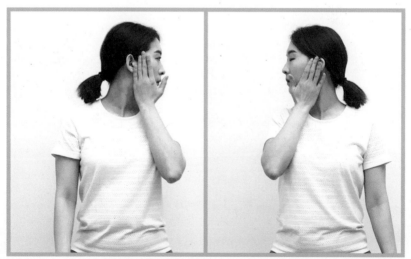

머리를 좌우로 돌린 상태에서 손으로 조금 더 민다.

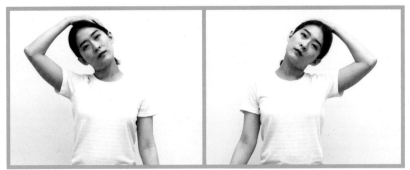

머리를 좌우로 숙인 상태에서 손으로 조금 더 당긴다.

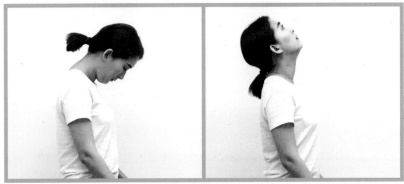

등과 허리를 구부리고 반대로 편다.

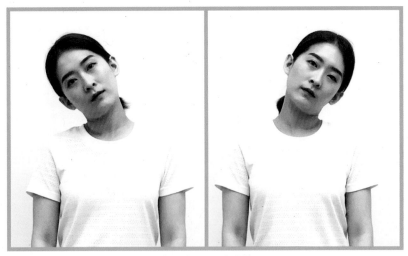

좌우 옆으로 구부린다.

4. 증가된 관절범위만큼 저항 없이 움직여 본다.

5. 저항을 줘서 근육을 더 자극한다. (밴드나 셀프저항운동)

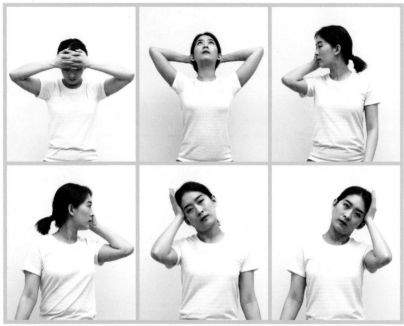

머리를 숙이거나 젖힌 상태, 좌우로 돌린 상태, 좌우로 숙인 상태에서 손으로 반대 방향으로 힘을 준다. 머리가 움직이지 않도록 저항을 하면서 근육을 수축한다.

예를 들면 머리를 숙인 상태에서 손을 이마에 대로 머리를 뒤로 넘기고자 힘을 주고, 머리는 뒤로 넘어가지 않도록 힘을 주어 버틴다. 손의 힘과 머리를 숙이려는 힘이 동일하도록 조절한다.

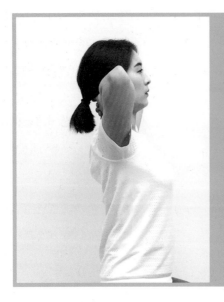

턱을 뒤로 당긴 상태에서 손을 머리 뒤에 대고 머리가 앞으로 나가도록 민다. 머리가 움직이지 않도록 힘을 조절한다.

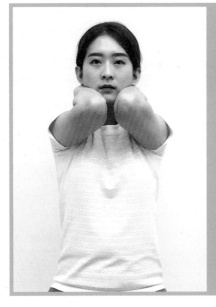

양쪽 손가락을 깍지끼고 양 팔꿈치를 붙여 목이 움직이지 않도록 만든 다음, 5초 간 힘을 줘서 머리를 숙이고, 젖히고, 좌우로 돌리고, 좌우로 숙인다.

6. 3에서 5번을 몇 번 반복한다.

어깨 통증
도수치료

1. 어깨를 굴곡, 신전, 내&외전, 내&외회전, 원을 그려보자.

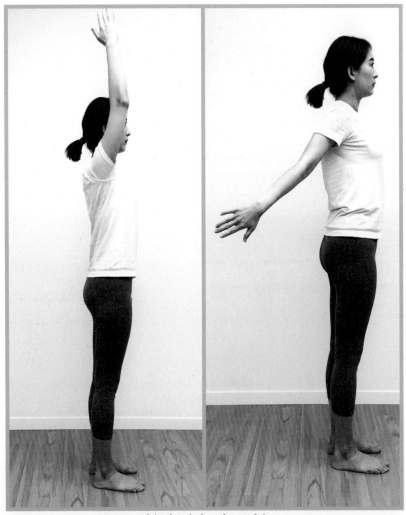

팔을 위로 올리고 뒤로 보낸다.

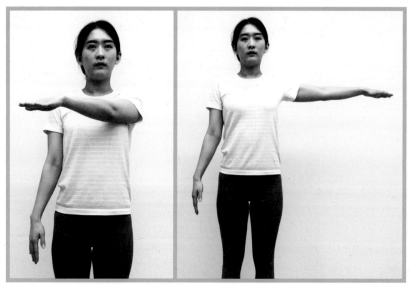

팔을 바닥과 수평이 되도록 올린다음 몸 쪽으로 당기고,
반대로 등 쪽으로 팔을 보낸다.

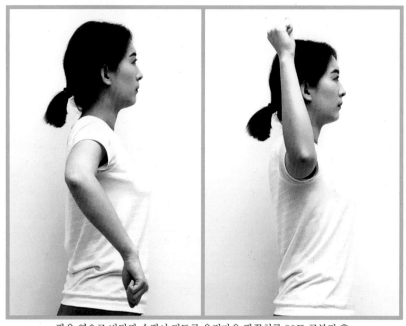

팔을 옆으로 바닥과 수평이 되도록 올린다음 팔꿈치를 90도 구부린 후,
주먹이 바닥을 향하도록, 머리 쪽으로 올려서 뒤로 넘어가도록 움직인다.

2. 도구를 이용해 어깨 주위 근육을 자극해본다.(견갑골, 어깨, 가슴 이완법 참고)

3. 다시 1번의 움직임을 해보고, 살짝 당기는 느낌이 날 때까지 조금 더 움직인다.(스트레칭)

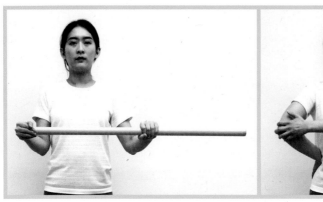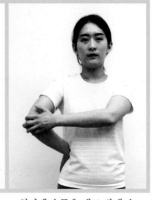

팔꿈치를 90도 구부린 후, 한손은 짧은 봉이나 우산 끝을 잡고 다른 한손은 둥근 봉을 잡는다. 둥근 봉을 잡은 손으로 봉 또는 우산을 민다. 봉 끝을 잡고 있는 손의 팔꿈치는 몸통과 계속 붙어 있어야 한다.

허리에 손등을 대고 반대 손으로 팔꿈치를 당긴다.

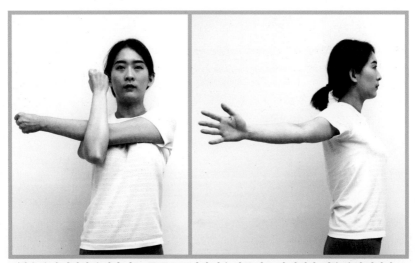

팔을 올려 바닥과 수평이 되고, 몸 쪽으로 당긴 다음 다른 팔로 더 당긴다. 팔을 올려 바닥과 수평이 되게 하고, 등 쪽으로 보낸다. 손으로 벽 끝을 잡고 몸을 벽 반대 방향으로 돌린다.

4. 증가된 관절 범위만큼 저항 없이 움직여 본다.

5. 저항을 줘서 근육을 더 자극한다. (밴드나 셀프저항운동)

6. 3에서 5번을 몇 번 반복한다.

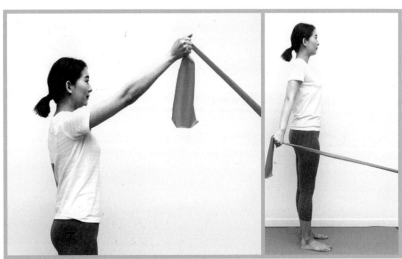

탄력밴드를 허리 높이의 기둥이나 책상에 묶는다.
밴드를 잡고 팔을 위로 올리고 뒤로 보낸다.

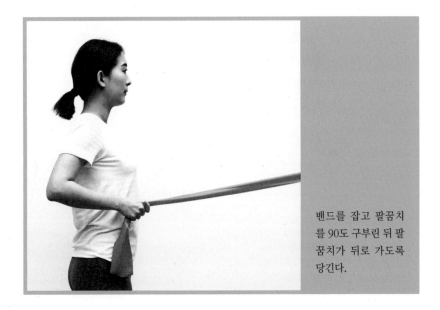

밴드를 잡고 팔꿈치
를 90도 구부린 뒤 팔
꿈치가 뒤로 가도록
당긴다.

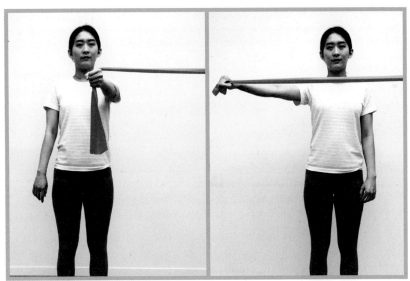

밴드를 잡고 팔을 바닥과 수평이 되도록 올린다음 몸 쪽으로 당기고,
반대로 등 쪽으로 팔을 보낸다.

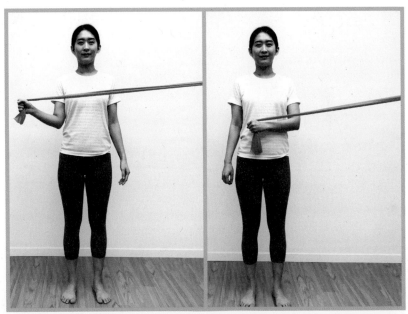

밴드를 잡고 팔꿈치를 90도 구부린 뒤 팔꿈치가 몸통에서 떨어지지 않으면서 몸 쪽으로
당긴다.(밴드 고정 위치 주의해서 살펴볼 것) 밴드를 잡고 팔꿈치를 90도 구부린 뒤 팔꿈
치가 몸통에서 떨어지지 않으면서 몸에서 멀어지는 쪽으로 당긴다.(밴드 고정 위치 주의해
서 살펴볼 것)

팔꿈치와 손목 통증
도수치료

1. 팔꿈치와 손목을 굴곡, 신전, 팔꿈치의 회내&회외, 손목의 편측 굴
   곡원을 그려보자.

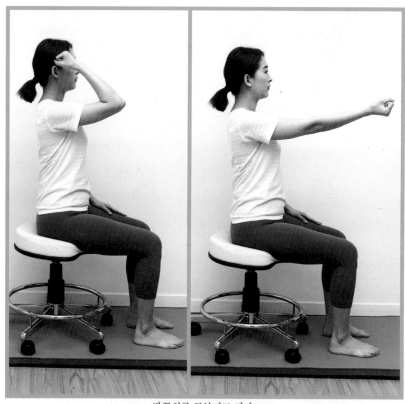

팔꿈치를 구부리고 편다.

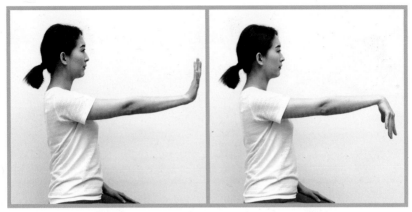

팔꿈치를 편 상태에서 손목을 올리고 반대 방향으로 구부려본다.

2. 도구를 이용해 어깨 주위 근육을 자극해본다.(견갑골, 어깨, 가슴 이완법
   참고)

3. 다시 1번의 움직임을 해보고, 살짝 당기는 느낌이 날 때까지 조금 더
   움직인다.

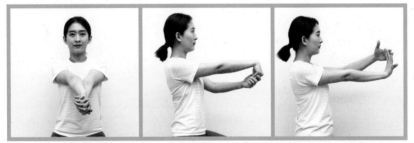

1. 팔꿈치를 90도 구부리고 양손의 주먹이 배꼽을 향하게 어깨를 내회전시킨다. 양손가락
   을 깍지 낀 다음 주먹이 배, 가슴, 머리를 지나서 앞을 향하도록 팔꿈치를 편다.
2. 팔꿈치를 편 상태에서 손목을 구부리고 다른 손으로 구부러진 손목을 조금 더 당긴다.
3. 팔꿈치를 편 상태에서 손목을 올리고 다른 손으로 올린 손목을 조금 더 당긴다.

4. 증가된 관절 범위만큼 저항 없이 움직여 본다.

5. 저항을 줘서 근육을 더 자극한다. (밴드나 셀프저항운동)

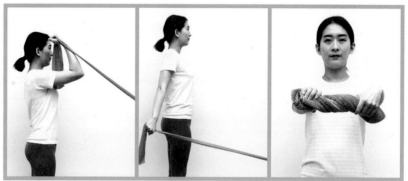

탄력밴드를 허리 높이의 기둥이나 책상에 묶는다.

밴드를 잡고 팔꿈치를 구부리거나 편다. 밴드의 저항이 느껴지도록 몸의 위치를 옮기거나

밴드의 길이를 조절한다. 수건을 잡고 비튼다. 비트는 방향을 반대로 바꿔서 해본다.

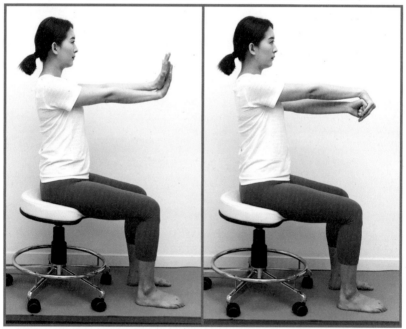

팔꿈치를 편 상태에서 손목을 구부리거나 올리고 다른 손으로 반대 방향으로 저항을 준다.

움직임이 일어나지 않도록 서로 동일한 힘을 준다.

6. 3에서 5번을 몇 번 반복한다.

등과 허리 통증
도수치료

1. 척추의 굴곡, 신전, 좌우 회전, 측면 굴곡을 해보자.

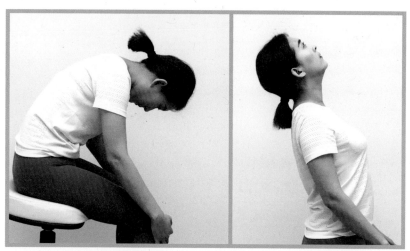

등을 둥글게 말아 앞으로 숙였다가 허리를 곧게 펴서 뒤로 젖힌다.

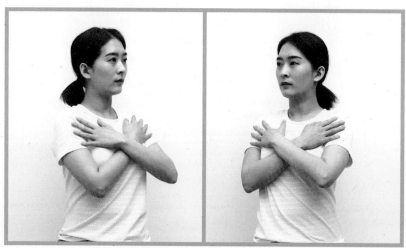

양손을 X자 형태로 만들고 몸을 좌우로 회전한다.

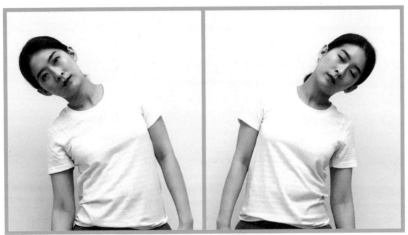

등을 바르게 하고 좌우 옆으로 구부린다.

2. 도구를 이용해 등 & 허리 주위 근육을 자극해본다.(등, 허리 이완법 참고)

3. 다시 1번의 움직임을 해보고, 살짝 당기는 느낌이 날 때까지 조금 더 움직인다.(스트레칭)

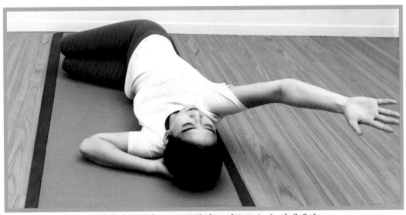

고관절과 무릎을 90도 구부리고 옆으로 누운 상태에서
천장을 바라보도록 상체만 비튼다.

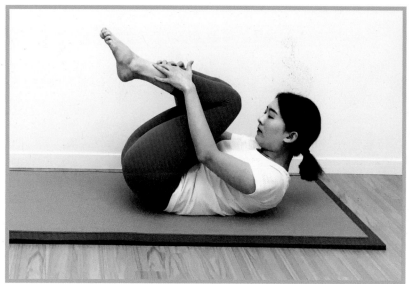

등과 허리를 최대한 둥글게 구부린 다음 오뚝이처럼 앞뒤로 흔든다.

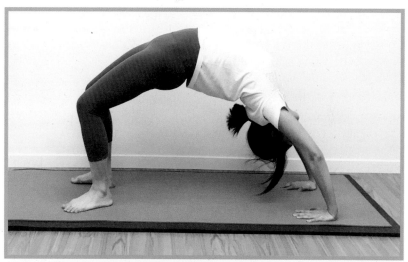

바로 누운 자세에서 발바닥이 바닥에 닿게 하고 손바닥이 바닥에 닿게 한다.
지면을 밀어서 몸을 들어 올린다.

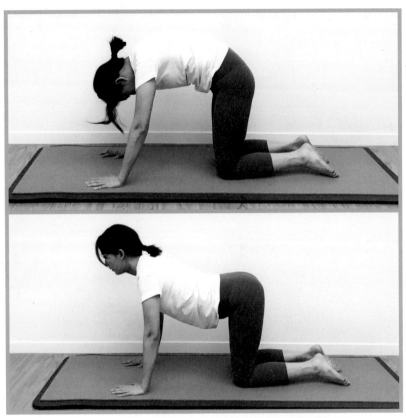

네발기기 자세를 만든 다음에 척추가 최대한 구부려지고 펴지게 만든다.

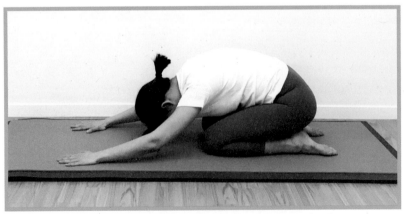

척추를 둥글게 만든 상태에서 엉덩이가 뒤꿈치에 닿도록 앉는다.

4. 증가된 관절 범위만큼 저항 없이 움직여 본다.

5. 저항을 줘서 근육을 더 자극한다. (밴드나 셀프저항운동)

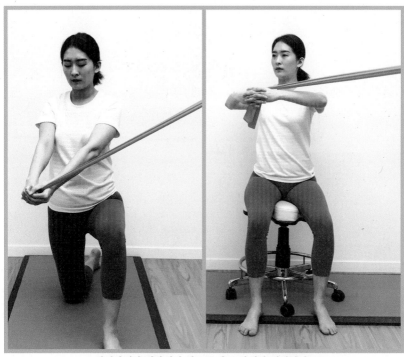

런지자세나 의자에서 밴드를 잡고 상체만 회전한다.

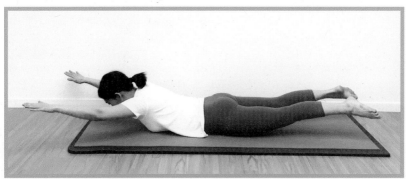

엎드린 자세에서 양손과 발을 바닥에서 띄우면서 상체를 든다.

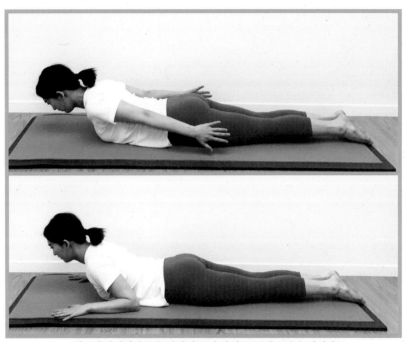

엎드린 자세에서 손을 바닥에 두어 상체를 들 때 도움을 받거나
손을 다리 쪽으로 뻗어 부하를 더 준다.

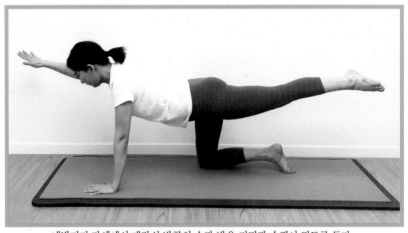

네발기기 자세에서 대각선 방향의 손과 발을 지면과 수평이 되도록 든다.

6. 3에서 번을 몇 번 반복한다.

고관절과 엉덩이 통증
도수치료

1. 고관절의 굴곡, 신전, 내&외전, 내&외회전, 원을 그려보자.

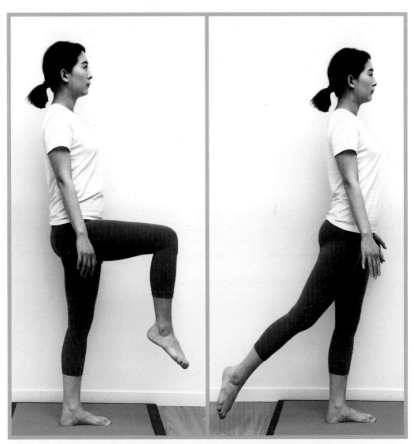

무릎을 올리거나 몸 뒤로 보내 고관절을 구부리거나 편다.

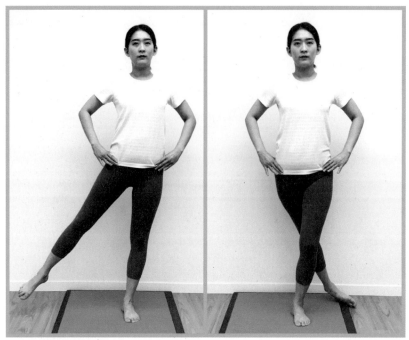

고관절을 옆으로 벌리거나 안으로 모은다.

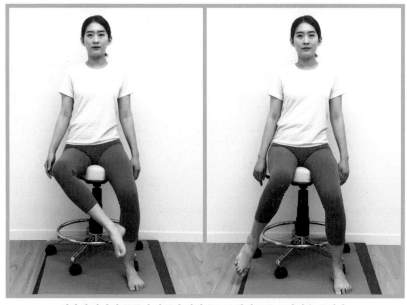

의자에 앉아서 무릎이 안쪽과 바깥쪽으로 향하도록 고관절을 돌린다.

2. 도구를 이용해 고관절 & 엉덩이 주위 근육을 자극해본다.(고관절, 엉덩이 이완법 참고)

3. 다시 1번의 움직임을 해보고, 살짝 당기는 느낌이 날 때까지 조금 더 움직인다.

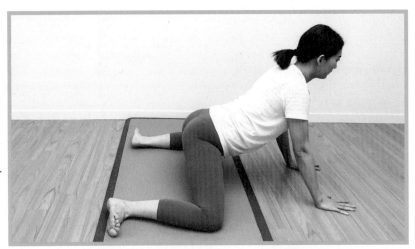

무릎을 구부리고 고관절을 최대한 옆으로 벌리고 상체를 앞뒤로 움직인다.

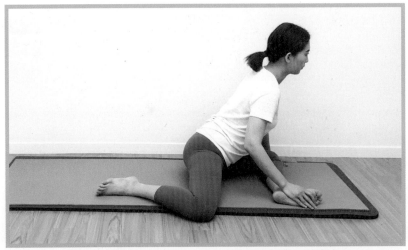

고관절과 무릎을 90도-90도가 되도록 앉아서 허리를 구부리지 않고
배꼽이 허벅지에 닿도록 고관절을 구부린다.

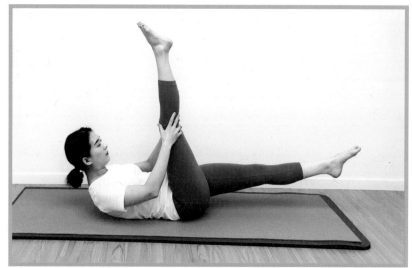

양다리를 천장으로 향하게 고관절을 구부리고 상체와 머리를 들어 무릎을 바라본다. 한
쪽 다리는 더욱 더 구부리고 다른 다리는 바닥에 근접하게 내린다.

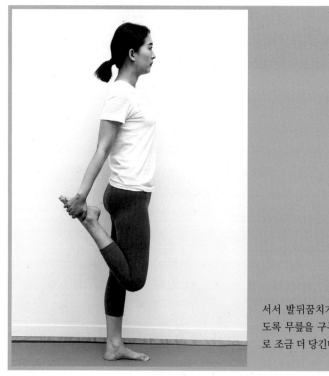

서서 발뒤꿈치가 엉덩이에 닿
도록 무릎을 구부린 다음 손으
로 조금 더 당긴다.

4. 증가된 관절 범위만큼 저항 없이 움직여 본다.

5. 저항을 줘서 근육을 더 자극한다. (밴드나 셀프저항운동)

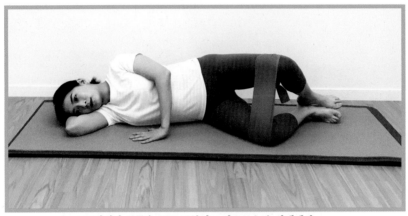

고관절과 무릎을 90도 구부리고 옆으로 누운 상태에서
밴드가 늘어나도록 위쪽의 고관절을 열어준다.

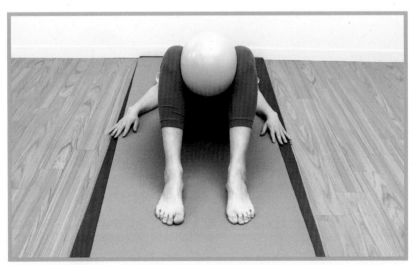

양쪽 무릎을 모아서 공을 압박한다.

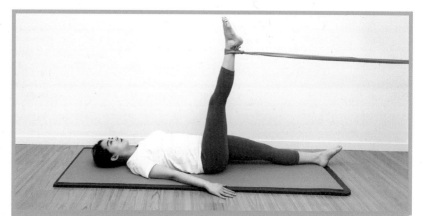

탄력밴드 한쪽은 허리높이에 고정하고 다른 한쪽은 발목에 묶는다.
무릎을 펴고 고관절을 최대한 구부려 발끝이 천장을 향하게 한다.

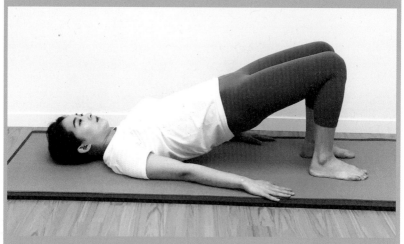

바로 누운 자세에서 발바닥이 바닥에 닿게 한 뒤 골반을 들어올린다.

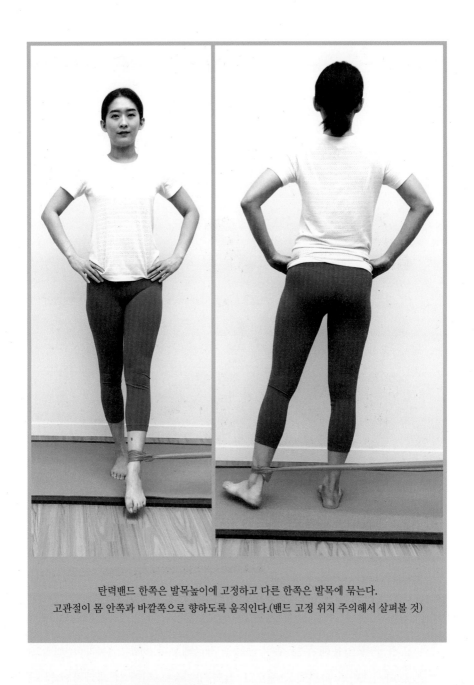

탄력밴드 한쪽은 발목높이에 고정하고 다른 한쪽은 발목에 묶는다.
고관절이 몸 안쪽과 바깥쪽으로 향하도록 움직인다.(밴드 고정 위치 주의해서 살펴볼 것)

6. 3에서 5번을 몇 번 반복한다.

무릎 통증
도수치료

1. 무릎의 굴곡, 신전을 해보자.

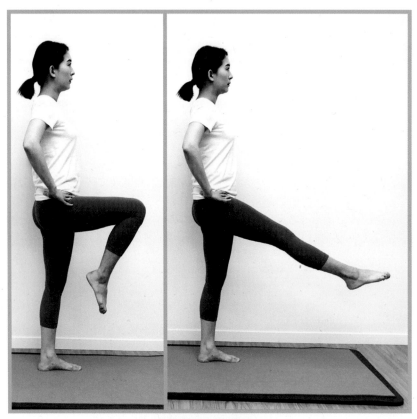

무릎을 구부리고 편다.

2. 도구를 이용해 무릎 주위 근육을 자극해본다.(허벅지, 종아리 이완법 참고)

3. 다시 1번의 움직임을 해보고, 살짝 당기는 느낌이 날 때까지 조금 더
   움직인다.(스트레칭)

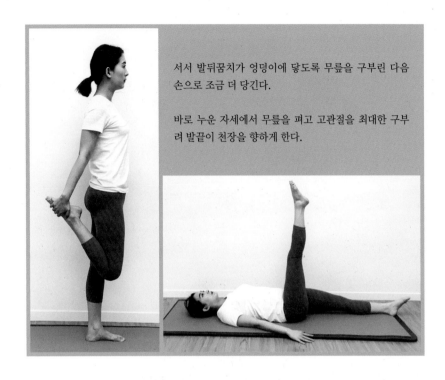

서서 발뒤꿈치가 엉덩이에 닿도록 무릎을 구부린 다음 손으로 조금 더 당긴다.

바로 누운 자세에서 무릎을 펴고 고관절을 최대한 구부려 발끝이 천장을 향하게 한다.

4. 증가된 관절 범위만큼 저항 없이 움직여 본다.

5. 저항을 줘서 근육을 더 자극한다. (밴드나 셀프저항운동)

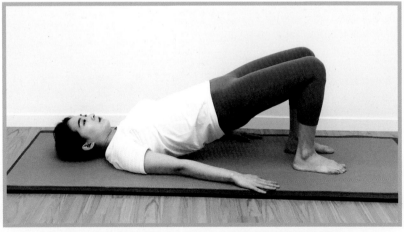

바로 누운 자세에서 발바닥이 바닥에 닿게 한 뒤 골반을 들어올린다.

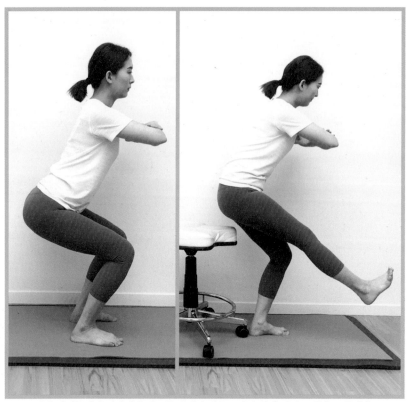

서서 발뒤꿈치가 엉덩이에 닿도록 허벅지 뒤쪽 근육을 수축하여 무릎을 구부린다.
스쿼트 또는 의자에 앉은 상태에서 한발 스쿼트한다.

6. 3에서 5번을 몇 번 반복한다.

발과 발목 통증
도수치료

1. 발목의 굴곡, 신전, 회내&회외, 발가락의 굴곡, 신전을 해보자.

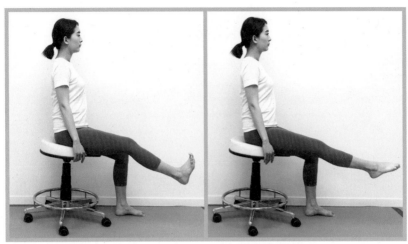

발목을 돌리거나 편다.

2. 도구를 이용해 발과 발목 주위 근육을 자극해본다.(발바닥, 종아리 이완
   법 참고)

3. 다시 1번의 움직임을 해보고, 살짝 당기는 느낌이 날 때까지 조금 더
   움직인다.(스트레칭)

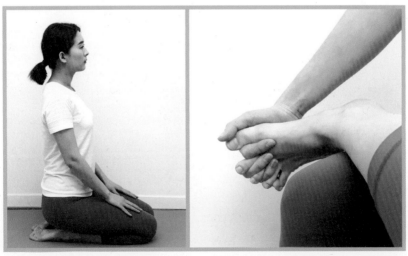

발등이 바닥에 닿도록 앉는다.   발가락 사이에 손가락을 넣어서 벌려준다.

4. 증가된 관절 범위만큼 저항 없이 움직여 본다.

5. 저항을 줘서 근육을 더 자극한다. (밴드나 셀프저항운동)

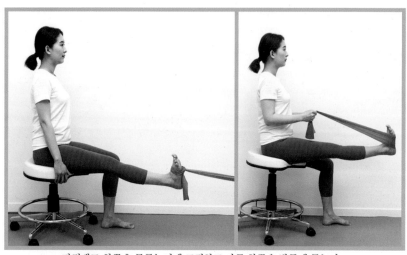

탄력밴드 한쪽은 무릎높이에 고정하고 다른 한쪽은 발등에 묶는다.
무릎을 살짝 구부리거나 편 상태에서 발등이 몸쪽을 향하도록 발목을 당긴다.

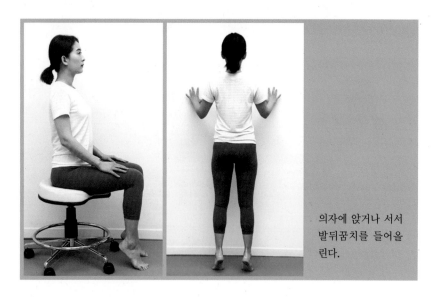

의자에 앉거나 서서
발뒤꿈치를 들어올
린다.

6. 3에서 5번을 몇 번 반복한다.

통증탈출
혼자서 하는
도수치료 홈 클리닉

지은이 고태욱
발행일 2019년 5월 23일
펴낸이 양근모
발행처 **도서출판 청년정신** ◆ **등록** 1997년 12월 26일 제 10—1531호
주　소 경기도 파주시 문발로 115 세종출판벤처타운 408호
전　화 031)955—4923 ◆ **팩스** 031)955—4928
이메일 pricker@empas.com